现代临床常见疾病
诊疗与护理

王 晓　随菲菲　张建芬　郭朝利　王美香　杨 绘◎主编

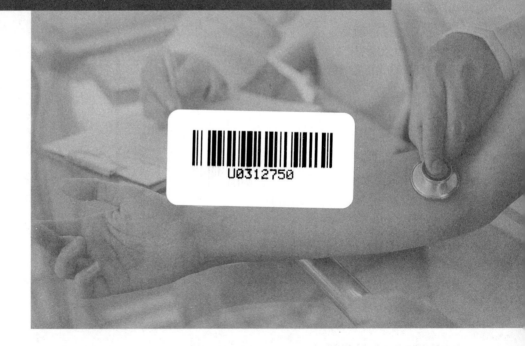

四川科学技术出版社

图书在版编目（CIP）数据

现代临床常见疾病诊疗与护理 / 王晓等主编 .
成都：四川科学技术出版社，2024.7. ―― ISBN 978-7
-5727-1422-1

Ⅰ. R4

中国国家版本馆 CIP 数据核字第 20243NV029 号

现代临床常见疾病诊疗与护理
XIANDAI LINCHUANG CHANGJIAN JIBING ZHENLIAO YU HULI

主　　编　王　晓　随菲菲　张建芬　郭朝利　王美香　杨　绘
出 品 人　程佳月
责任编辑　唐晓莹
助理编辑　刘倩枝
选题策划　鄢孟君
封面设计　星辰创意
责任出版　欧晓春
出版发行　四川科学技术出版社
　　　　　成都市锦江区三色路 238 号　邮政编码　610023
　　　　　官方微博　http://weibo.com/sckjcbs
　　　　　官方微信公众号　sckjcbs
　　　　　传真　028-86361756
成品尺寸　185 mm × 260 mm
印　　张　8
字　　数　170 千
印　　刷　三河市嵩川印刷有限公司
版　　次　2024 年 7 月第 1 版
印　　次　2024 年 7 月第 1 次印刷
定　　价　60.00 元

ISBN 978-7-5727-1422-1

邮　　购：成都市锦江区三色路 238 号新华之星 A 座 25 层　邮政编码：610023
电　　话：028-86361770

编委会

前　言

　　随着医学的不断发展，医学理论的逐渐完善，疾病诊断的方法越来越多，疾病诊断的技术也越来越先进，疾病诊断的相关仪器设备也得到了长足发展，这些先进的技术方法为疾病诊断提供了更多的信息，在提高疾病诊断的准确率上发挥了重要作用。必须明确指出，诊断疾病的基本手段和方法在疾病诊断过程中仍然非常重要，是其他先进检查技术和方法所不能替代的。临床医生不仅要掌握它，还要熟练地应用它，应该根据患者的病情和具体情况合理地选择某种或某些检查项目。护理工作是医疗工作中的重要组成部分。科学技术的飞速发展，新的诊疗技术不断涌现，对护理工作也提出了更高、更新的要求。为了更好地适应目前医疗卫生事业的发展和临床工作的需要，进一步提高临床医护人员的诊治水平和综合技能，编者们结合各自多年的临床工作经验编写了本书。

　　本书分为上篇和下篇。上篇为诊疗篇，详细介绍了消化系统病证的中医诊疗、牙体牙髓病的诊疗、口腔黏膜病的诊疗；下篇为护理篇，分别为肛肠科护理、母婴护理、神经内科护理。

　　本书是对部分临床常见疾病诊疗知识和护理知识的总结，希望能够帮助读者对其有更加全面系统的认识。本书内容丰富，资料翔实，实用性强，可作为临床医护人员的参考书，具有一定的临床实用性和指导性。

CONTENTS 目录

上篇　诊疗篇

第一章　消化系统病证的中医诊疗

第一节　胃痛

一、概述

胃痛，又称胃脘痛，是以上腹胃脘部近心窝处发生疼痛为主症的病证。多因忧思郁怒，导致肝气过盛，横逆犯胃，或饮食不节，或偏嗜，损伤脾胃之气所引发。

"胃脘痛"这一病名最早见于《黄帝内经》，如"脾足太阴之脉……入腹，属脾络胃……是动则病舌本强，食则呕，胃脘痛，腹胀善噫""木郁之发……民病胃脘当心而痛，上支两胁，膈咽不通，食饮不下""寒气客于肠胃之间，膜原之下，血不得散，小络急引，故痛"。

唐代孙思邈则按病因和临床表现对心胃痛做出分类，并提出"九痛"的观点。李杲所著《兰室秘藏》中则专立"胃脘痛"，拟草豆蔻丸、神圣复气汤、麻黄豆蔻丸三方；并指出胃脘痛多由饮食劳倦使脾胃虚弱，寒邪乘虚伤胃所致；其治疗应用益胃、温中、理气、和胃及和血等方法。

二、病因病机

（一）寒邪客胃，凝滞而痛

《黄帝内经·素问·举痛论》载："寒气客于肠胃之间，膜原之下，血不得散，小络急引，故痛。"说明外感寒邪，内客于胃，而寒为阴邪，主收引凝滞，常致胃气不和而痛。

（二）饮食不节，损伤脾胃

《黄帝内经·素问·痹论》中有"饮食自倍，肠胃乃伤"的记载。《医学正传·胃脘痛》中则提出"致病之由，多由纵恣口腹，喜好辛酸，恣饮热酒煎煿，复餐寒凉生冷，朝伤暮损，日积月深……故胃脘疼痛"。可见饮食不节，或过饥过饱，可能导致胃失和降，而引发胃痛。

（三）郁怒伤肝，肝气犯胃

肝为刚脏，喜条达而恶抑郁。肝主疏泄，忧思郁怒，则气郁而伤肝，肝木失于疏泄，肝气过盛，横逆犯胃，气血壅滞而不行，不通则痛。

（四）先天不足，脾胃虚弱

脾胃为仓廪之官，主受纳和运化水谷。饥饱失常，或劳倦过度，或久病不愈延及脾胃，或用药不当，皆可损伤脾胃，导致脾胃虚寒，中阳不运，或胃阴受损，失其濡养而发生疼痛。

三、诊断与鉴别诊断

（一）诊断

胃痛以胃脘部近心窝处疼痛为主要症状，疼痛表现包括胀痛、刺痛、隐痛、绞痛等；常牵连胁背，或兼见脘腹痞满、嗳腐吞酸、恶心呕吐、纳差、嘈杂、吐酸或吐清水、大便或结或溏，甚则呕血、便血、疲倦乏力、面黄、消瘦、水肿等。

（二）鉴别诊断

胃痛应与真心痛、胁痛、腹痛相鉴别。

1. 真心痛

真心痛系心经病变所引起的心痛证。其病位在胸，而胃痛是在上腹部。胃痛一般预后较好，而真心痛一般病情较重，预后凶险。

2. 胁痛

胁痛系肝经病变引起的痛证。其病位在两胁肋，以胀痛为主要症状。肝木太过，横逆侮土所致的胃痛也可连及两胁肋，但仍以胃脘部疼痛为主。

3. 腹痛

腹痛系指以胃脘部以下、耻骨毛际以上的部位发生疼痛为主的病变。胃痛以胃脘部近心窝处发生疼痛为主。腹痛多因大肠与小肠的病变引起，多伴有大便异常。

四、辨证论治

（一）寒邪客胃

1. 症状

胃痛暴作，恶寒喜暖，得温痛减，遇寒痛增，口淡不渴，或喜热饮，舌淡苔薄白，脉弦紧。

2. 证候分析

胃部寒邪直中，或嗜食生冷，寒邪内客于胃，寒为阴邪，性收引凝滞，阳气为寒邪所遏，气机阻滞，胃失通降，故胃痛暴作；胃痛，喜温，喜热饮，苔白，均属寒象；脉弦主痛，而紧主寒。

3. 治法

温胃散寒，理气止痛。

4. 方药

良附丸加味。方中高良姜温胃散寒，香附行气止痛。寒积重者，可加吴茱萸、陈皮、干姜加强散寒止痛之力；兼风寒表证者，加苏叶、生姜等疏风散寒，或内服生姜、胡椒汤散寒止痛；寒夹食滞，见胸脘痞闷、不食、嗳气或呕吐者，加枳实、六神曲、鸡内金、半夏曲、生姜等消食导滞，温胃降逆。

（二）食滞胃脘

1. 症状

胃脘胀痛拒按，嗳腐吞酸，或吐宿食，或大便不爽，呕吐或矢气后痛减，舌苔厚腻，脉滑。

2. 证候分析

暴食多饮，食滞中脘，脾胃运化功能失常，胃中气机阻滞，故胃痛、脘腹痞满；健运失职，清气不升，浊气不降反而上逆，食停中脘，故嗳腐吞酸，呕吐未消化食物；腑气不通，故大便不爽；苔腻，脉滑均为宿食之象。

3. 治法

和胃行气，消食导滞。

4. 方药

保和丸加减。方中山楂、六神曲、炒莱菔子消食导滞，宽畅胸腹；茯苓、陈皮、半夏曲和胃化湿；连翘清热散结。诸药同用，消食导滞散结。胃脘胀痛甚者，则加香附、枳壳、砂仁、玉片等行气导滞；大便秘结、苔黄者，可加大黄、朴硝等泻热解燥，通腑荡积。

（三）肝气郁滞

1. 症状

胃脘胀闷，攻撑作痛，连及两胁，嗳气，喜叹息，大便不畅，多由烦恼郁怒而发作，甚则痛急，心烦易怒，嘈杂吞酸，口干苦，苔多薄白，脉弦。

2. 证候分析

忧思郁怒，则肝气郁滞，不能疏泄。肝主疏泄而喜条达，肝气郁滞太过，横逆犯胃，肝胃失和，故胃胀痛；气性喜走窜游移，两胁为肝所属，故攻撑两胁；肝气郁滞不舒，胃失和降，则出现善叹息，胸闷嗳气；气滞传导失常，则大便不畅。气郁日久化火，而胃痛痛势急迫，兼见烦躁易怒，嘈杂吞酸。以胃痛胀闷，攻连两胁为辨证要点。

3. 治法

疏肝解郁，和胃止痛。

4. 方药

柴胡疏肝散加减。方中柴胡、白芍、川芎、香附疏肝解郁；陈皮、甘草、枳壳理气和中。诸药合用，共起理气止痛功效。痛甚者，加川楝子、元胡、郁金、青皮等增强理气止痛功效；嗳气较甚者，加沉香、旋覆花顺气降逆；肝郁气滞日久化火，肝胃郁热，灼痛、嘈杂、泛酸者，合左金丸加丹皮、栀子、陈皮、青皮、白芍等养血疏肝，理气和中，清胃泻火，同时加用佛手、香橼等理气不伤阴的药物解郁止痛。

（四）瘀滞胃络

1. 症状

胃痛如针刺或刀割，部位固定而拒按，或伴黑便、吐血，舌质紫暗，脉涩。

2. 证候分析

胃痛频繁发作，久则导致气滞，气为血之帅，气行则血行，气滞则血瘀，瘀血阻滞胃络，故胃痛如针刺或刀割，痛有定处而拒按，进食则触动瘀血，食后痛甚。瘀停于胃，则吐血；瘀停于肠，则多见便血；舌质紫暗，脉涩皆为瘀血之象。

3. 治法

活血化瘀，理气和胃。

4. 方药

失笑散或调营敛肝饮加减。

实证用失笑散加减。方中蒲黄行血化瘀；五灵脂活血散瘀消肿。两药合用，行血散瘀止痛。痛甚者，加丹参、元胡、大黄通络止痛，甘草缓急和中，并可酌加枳壳、砂仁、檀香等行气，气行则血畅。

虚证用调营敛肝饮加减。方中当归、川芎、白芍、阿胶养血止痛；枸杞、五味子、枣仁、茯苓则柔肝敛肝。气虚者，可加党参、白术、黄芪、黄精补气。

（五）脾胃虚寒

1. 症状

胃痛痛势不剧，隐隐作痛，喜温喜按，空腹痛甚，得食痛减，泛吐清水，纳差，乏力，手足欠温，大便溏薄，舌淡苔白，脉虚弱。

2. 证候分析

胃痛日久反复不愈，致脾胃阳虚，纳运失常，水不运化，故泛吐清水；脾胃虚寒，中寒内生而受纳运化失常，故纳差乏力；脾运失司则便溏；舌淡脉弱均为中焦虚寒，阳气不足之征象。

3. 治法

温中健脾，和胃止痛。

4. 方药

黄芪建中汤加减。方中黄芪补中益气；饴糖补虚健中；桂枝补中阳而散寒；芍药、甘草和中缓急止痛；生姜、大枣健脾胃和营。泛吐清水较多者，加干姜、陈皮、茯苓等温胃化饮；胃痛较甚者，可加高良姜、香附温中散寒止痛；便黑者，加白及、地榆炭等止血。

（六）胃阴亏虚

1. 症状

胃脘隐隐灼痛，口燥咽干，纳差，大便干结，舌红少津，脉细数。

2. 证候分析

胃痛日久，气郁化火，郁热劫阴耗液，胃失濡养，故而胃痛不剧，痛势隐隐；阴津虚少，不能上承，故口燥咽干；阴虚液耗，肠道失润，故大便干燥；舌红少津，脉细数均为阴虚之象。

3. 治法

养胃滋阴，和中止痛。

4. 方药

一贯煎加减。方中沙参、麦冬滋养胃阴；生地、枸杞子滋养肝阴胃液；当归养肝活血；川楝子疏肝理气。加芍药、甘草、香橼、佛手柔肝缓急止痛；兼有瘀滞者，加丹参、桃仁活血化瘀；纳差者，加麦芽、神曲助胃气通降；吞酸者，加左金丸或煅乌贼骨、煅瓦楞子等抑酸止痉。

第二节 慢性胃炎

一、概述

慢性胃炎是指不同病因使胃黏膜上皮遭到反复损害之后，黏膜特异再生能力受到影响，以致黏膜发生改变，最终导致不可逆转的固有腺体的萎缩或消失等慢性炎症或萎缩性病变。慢性胃炎在临床上十分常见，占胃镜检查患者的 80% ~ 90%，男性多于女性，随年龄增长，发病率逐渐增加。从病因上可分为原发性和继发性两种。慢性胃炎缺乏特异性症状，大多数患者常无明显症状或有不同程度的消化不良症状，如上腹隐痛、食欲减退、餐后饱胀、泛酸等。萎缩性胃炎患者有贫血、消瘦、舌炎、腹泻等症状，个别患者伴黏膜溃烂，上腹痛较明显，并可伴出血。

中医学无慢性胃炎之病名。根据其临床表现的不同，慢性胃炎可分属于中医学"胃脘痛""嘈杂""吞酸""呕吐""痞满""呃逆""嗳气"等范畴。

二、病因病机

（一）禀赋不足

父母体弱多病，精气亏虚，可导致子女精气禀赋不足，故出生后多表现为形体虚弱，脏腑失健，抵抗力低下，脾胃功能低下；后天调治失时，易致脾胃虚弱，而致化源不足，形体与脏腑失养，出现纳呆食少，传输运化无常，或传导失常。

（二）感受外邪

脾胃直接和外界相通，受纳食物，外邪易侵犯脾胃，而致运化失常，胃失和降而出现胃痛、痞满、纳差等症。

（三）饮食所伤

饥饱失常、食物不洁、饮食偏嗜均可导致脾胃损伤，而致运化功能失常，发生胃脘胀痛、嗳腐吞酸、吐泻等症状。

（四）劳逸失度

过度劳作则伤正气，脾胃虚则运化乏力；过度劳神则会伤脾，损伤正气，导致脾失健运。过度安逸则精气耗散，脾胃功能减退而处于病态。

（五）七情失调

七情中以忧、思、怒对脾胃影响较大。因忧则气郁，思则气结，久而久之则肝郁脾结，气机壅滞。怒则肝木亢盛，脾胃之中土受肝木克伐，现肝气犯胃证候，可见胃脘胀痛、攻撑两胁、嗳气频作等症。过惊、过恐、过悲等亦可致病，可致脾胃气机紊乱，甚或升降失常。

（六）他病传变

脏腑之间在病理上可相互影响、相互累及，导致相关的脾胃病变发生。如肝气郁结、横逆脾土，可致肝强脾弱；肝胆湿热，可致脾胃气机受阻；胆火犯胃，则口苦咽干、呕吐呃逆等。

慢性胃炎病位在胃，肝、脾对其影响较大，胆、肾与之相关。其基本病机特点可简要归纳为脾胃受纳、运化和升降失常，致气血瘀滞不畅，即"不通则痛"。胃失和降、肝气犯胃、湿热壅滞、阴寒内盛、气滞血瘀、胃阴亏虚及脾胃虚弱是其病机概括。

三、诊断与鉴别诊断

（一）诊断

根据病史，结合临床症状及体征，并在排除其他慢性上腹部疼痛性疾病的情况下，多数可作出临床诊断。对于难以诊断者，可行有关辅助检查，以协助确诊。

1.临床表现

慢性胃炎的临床表现一般多不典型，部分患者无明显临床表现，大多数可有不同程度的消化不良症状，病程迁延，反复发作。各类慢性胃炎的临床表现不同。浅表性胃炎一般表现为饭后上腹部感觉不适，有饱胀感或压迫感，嗳气后自觉舒服，有时出现恶心、呕吐、吐酸及一过性胃痛，无明显体征。萎缩性胃炎的主要症状是食欲减退，饭后饱胀，上腹部钝痛，以及贫血、消瘦、疲倦和腹泻等全身虚弱表现。肥厚性胃炎以顽固性上腹部疼痛为主要表现，进食和服用碱性药物后可缓解疼痛，类似消化性溃疡，但疼痛无节律性，伴有饥饿痛及吐酸等；部分患者可有上腹部及左上腹部轻度压痛，亦可表现为上消化道反复出血。

2.辅助检查

1）胃镜检查及胃黏膜活组织检查

①浅表性胃炎。胃镜检查多表现为弥漫性黏膜充血，有时可见散在的糜烂和出血点，表面呈红白相间或花斑样改变，黏膜表面有灰白色或黄色渗出物。胃黏膜活组织检查发现浅表淋巴细胞和浆细胞浸润，以及上皮细胞变性、再生、增生等变化，腺体一般正常。②萎缩性胃炎。胃镜检查主要表现为胃黏膜萎缩、变薄，血管暴露，黏膜多呈苍白色或灰白色，皱襞变细或平坦。胃黏膜活组织检查发现黏膜层炎症及纤维化，腺体广泛破坏，出现肠上皮化生或假幽门腺化生。③肥厚性胃炎。胃镜检查主要表现为黏膜皱襞粗大、肥厚而有规则，黏膜上可见多个隆起小结节，并常见糜烂与溃疡，或有息肉增生。

2）胃液分析

浅表性胃炎胃酸浓度大多正常，也可稍高或稍低；萎缩性胃炎游离酸可减少或缺乏；肥厚性胃炎胃酸浓度大多增高。空腹胃液中常可检出上皮细胞、白细胞、黏液及细菌。

3）幽门螺杆菌检查

可通过取胃黏膜行组织学检查或快速尿素酶试验及行 ^{13}C 或 ^{14}C 尿素呼气试验检测幽门螺杆菌。

（二）鉴别诊断

慢性胃炎应与消化性溃疡、胃癌、胃肠神经症、急慢性胆囊炎、胆结石及寄生虫病相鉴别。

四、中医辨证

（一）寒邪客胃

证见胃痛发病急骤，喜暖恶寒，脘腹得温则痛缓，遇寒则痛增，喜热饮，口不渴，苔薄白，脉弦紧。

（二）饮食停滞

证见胃脘胀满隐痛，嗳腐吞酸，嘈杂，食后胀甚，或吐消化食物，吐食或矢气后痛减，或大便不爽，苔厚腻，脉滑。

（三）肝气犯胃

证见胃脘胀闷，攻撑作痛，连及两胁，嗳气频作，易怒，大便不畅，甚则胃脘灼痛，痛势急迫，口干口苦，每因情志因素而痛发，舌苔薄白，脉沉弦。

（四）瘀阻胃络

证见胃脘疼痛有定处、拒按，痛如针刺或刀割，食后痛甚，或见吐血、黑便，舌质紫暗，脉涩。

（五）脾胃虚弱

证见胃痛隐隐，绵绵不愈。脾胃虚寒者喜暖喜按，得食则缓，泛吐清水，纳呆，神疲乏力，手足欠温，大便溏薄，舌淡，脉细弱；胃阴亏损者烦渴思饮，口燥咽干，口舌糜烂，大便干燥，舌红苔少，脉细数。

五、治疗

（一）中药治疗

1.寒邪客胃

寒邪客胃者宜温胃散寒，理气止痛，以良附丸加味治疗。方中高良姜温胃散寒，香附行气止痛。寒积重者，可加吴茱萸、陈皮、干姜加强散寒止痛之力；兼风寒表证者，加苏叶、生姜等疏风散寒，或内服生姜、胡椒汤以散寒止痛；寒夹食滞，见胸脘痞闷、不食、嗳气或呕吐者，加枳实、六神曲、鸡内金、半夏曲、生姜等消食导滞，温胃降逆。

2.饮食停滞

饮食停滞者宜理脾和胃，消食导滞。以枳实导滞丸加减治疗。方中白术、茯苓调理脾胃；枳实行气导滞；大黄通腑导滞；神曲消食导滞；黄连、黄芩清食滞郁热。痛势较剧者，可加木香、佛手、陈皮、玉片等理气和胃，行气止痛；纳呆食少者，可加鸡内金、焦山楂、炒麦芽消食导滞。

3.肝气犯胃

肝气犯胃者宜疏肝理脾，和胃止痛。以柴胡疏肝散加减治疗。方中柴胡、白芍、川芎、香附疏肝解郁；陈皮、枳壳、甘草理气和中。诸药合用，共奏理气止痛之功。可选加郁金、青皮、木香等加强理气解郁之效。痛甚者，可加川楝子、元胡增理气止痛之效；嗳气较频者，可选加沉香、旋覆花顺气降逆。

4.瘀阻胃络

瘀阻胃络者宜活血化瘀，和胃止痛。实证用失笑散合丹参饮加大黄、甘草。失笑散行血化瘀止痛，丹参饮化瘀理气止痛，大黄通腑行瘀，甘草和胃缓急止痛。虚证用调营敛肝饮加减。方中当归、川芎、白芍、阿胶活血化瘀，养血止痛；茯苓、枸杞、五味子、枣仁养肝敛肝。出血不止者，可酌加三七、白及化瘀止血；出血伴四肢不温、面色萎黄、舌淡、脉弱者，属脾胃虚寒、脾不统血，可用黄土汤温脾摄血；出血伴口燥咽干、舌质光红、脉细数者，为阴虚血热，以调营敛肝饮加石斛、麦冬、沙参、生地、丹皮之类滋阴凉血；出血日久伴心悸，少气、乏力、纳差、唇白舌淡、脉弱者，为气虚，血失摄制，用归脾汤健脾益气养血。

5.脾胃虚弱

脾胃虚寒者，治宜温中健脾，和胃止痛。以黄芪建中汤加减治疗。方中黄芪补中益气；饴糖甘温入脾，补虚健中；桂枝散寒温补中阳；芍药、甘草缓急、止痛；

生姜、大枣温中补虚，调和诸药。嘈杂泛酸者，可选加吴茱萸、煅瓦楞子温胃制酸；若泛吐清水，加半夏、茯苓、干姜等温胃化饮。脾胃阴虚者，治宜养阴益胃，和中止痛。以沙参麦冬汤合芍药甘草汤加减治疗。方中沙参、麦冬、玉竹养阴益胃；扁豆健脾益胃；桑叶清虚热；甘草、芍药和中缓急止痛。胃脘痛甚者，可加香橼、佛手理气止痛；纳呆者，加陈皮、焦神曲、炒麦芽、鸡内金等助胃消食；胃脘灼痛，嘈杂泛酸者，可配合左金丸、黄连清胃火，吴茱萸辛散肝郁，以清胃热、散郁火。

（二）其他疗法

1. 针法

取中脘、内关、足三里。肝气犯胃加期门、阳陵泉，用泻法；脾胃虚寒加脾俞、胃俞、章门，用补法。

2. 灸法

灸法适用于脾胃虚寒型胃痛。取上述脾胃虚寒所选穴位，用艾条灸。

3. 埋线疗法

选穴：①左足三里，胃俞透脾俞。②中脘透上脘，右足三里。③下脘、灵台、梁门。三组穴位交替使用，以羊肠线埋植，间隔 20 ~ 30 天。

六、调养与护理

（1）保持情志舒畅，肝气条达，脾胃旺盛。经常参加体育锻炼。

（2）日常生活中应起居有常，劳逸结合，避免过度劳累，保证足够的睡眠和休息；饱食后不宜剧烈运动和重体力劳动，保持胃的正常消化功能。

（3）少食或不食刺激性食物，尤其不宜空腹进食辛辣醇酒等刺激性食物。此外，不宜长期服用有刺激性的药物，如解热镇痛类药物阿司匹林，非甾体类药物保泰松等。

（4）饮食的时间要有规律，就餐时间应定时，勿过饱过饥，调停无度。食量要有规律，勿偏嗜偏食，暴饮暴食，饮食宜冷热适宜。

第三节　胃癌

一、概述

胃癌是一种恶性肿瘤，在我国癌症发病致死人群中，胃癌的占比较高。随着对胃癌流行病学、病因学的深入研究，胃癌的防治取得了长足的进展。早期胃癌的发现率呈显著增加的趋势，5 年存活率显著增高。胃癌多发于 55 ~ 70 岁年龄段，男性多于女性（比例约 3 ：1）。

中医典籍中虽然没有"胃癌"这一病名，却有许多关于胃癌症状的描述。如中医典籍《黄帝内经·灵枢》就有"胃病者，腹膜胀，胃脘当心而痛，上支两胁，膈咽不通，食饮不下"的记载，指出胃癌疼痛的特点系胃脘支撑胀痛，饮食膈咽不通。《医宗金鉴》则记载："三阳热结，谓胃、小肠、大肠三腑热结不散，灼伤津液也。胃之上口为贲门，小肠之上口为幽门……贲门干枯，则纳入水谷之道路狭隘，故食不能下，为噎塞也；幽门干枯，则放出腐化之道路狭隘，故食入反出为翻胃也……皆死证也。"

二、病因病机

（一）情志失调，气机郁滞

肝主疏泄，喜条达而恶抑郁，喜怒无常，忧思过度，则肝失疏泄，气机郁滞，升降失常，脾胃运化功能受阻，而成痞塞噎膈。五志失常，动气伤神，常致阴阳不和，气机不行，三焦阻隔，遂成反胃。可见情志失调，肝失疏泄，可致气机不畅，脉络受阻，气滞血瘀凝结脾胃，可致胃癌发生。

（二）饮食不节，损伤脾胃

饮食不节或偏嗜，损伤脾胃，致脾失运化，宿食停滞，水谷不化，或聚湿酿痰，痰湿中阻，气机郁滞，而成痞满反胃。

（三）正气不足，脾胃虚弱

大量临床统计证明，胃癌多发于年老体弱之人。中医典籍《景岳全书》中有"壮人无积，虚人则有之""少年少见此证，而惟中衰耗伤者多有之"的记载；《外科启玄》中有"四十岁以上，血亏气衰，厚味过多所生，十全一二"的记载，都从不同方面说明了年老体弱、中气不足、阴阳气血亏损是形成胃癌的主要原因。另一部典籍《卫生宝鉴》载"凡人脾胃虚弱，或饮食过常，或生冷过度，不能克化，致成积聚结块"，明确指出脾胃虚弱是胃癌发病的重要因素。

三、诊断

结合临床表现与辅助检查结果，即可作出诊断。

（一）临床表现

胃癌的早期一般无明显症状。

癌症进展可呈现下列表现：①上腹部疼痛或不适，嗳气反酸，食欲减退。②幽门梗阻征象。餐后饱胀，进而朝食暮吐，吐物含胃酸；上腹有胃型和振水音。③贲门梗阻征象。进食有哽噎感，或食物咽下后即吐出。④持续性消瘦，体重减轻。⑤进行性贫血。⑥腹部可触及肿块。⑦腹水征。腹胀，可闻及移动性浊音。⑧胃内出血征象。吐咖啡样液或血液，黑便等。⑨胃癌穿孔征象。突然剧烈腹痛，伴触痛、腹肌紧张等。⑩胃癌转移征象。锁骨上（左侧居多）淋巴结肿大，直肠指诊触及肿块，或脐周出现结节。

（二）辅助检查

患者出现腹部肿块、消瘦、呕吐等症状时，就可以诊断，但此时治疗效果较差，应争取在其早期或进展初期得到诊断。目前诊断胃癌的有效方法主要有 X 线钡餐检查、纤维胃镜检查及活检。

1. X 线钡餐检查

胃癌患者 X 线钡餐检查中，常见局部胃壁强直、黏膜皱襞中断、充盈缺损、巨大龛影及胃窦部狭窄与梗阻现象；使用气钡双重造影，可见黏膜皱襞间隙胃小区的微细病变，如小面积黏膜强直、表面突出或凹下，或呈颗粒状细小病灶等，显著提高了胃癌的早期诊断率。

2. 纤维胃镜检查及活检

纤维胃镜检查是诊断胃癌最可靠、最直观的方法。胃镜结合 X 线钡餐检查，可使胃癌的诊断率提高至 98% 以上。

（1）早期胃癌：表现为小的息肉样隆起或凹陷，也可呈平坦样，但黏膜粗糙，触之易出血，有斑片状充血及糜烂。

（2）中晚期胃癌（进展期胃癌）：胃镜下多可作出拟诊。一般依据胃镜观察可分为 4 型。①赘生型，又称息肉型。肿瘤表面凹凸不平，似菜花状突入胃腔，表面污秽、溃烂。②溃疡型。呈单个或多个溃疡，溃疡一般较大，边缘隆起、僵硬，呈结节状，有时伴糜烂，溃疡底部可见灰白色或棕色分泌物覆盖。③浸润溃疡型。在隆起浸润的溃疡上发生癌变。④弥漫浸润型。肿瘤与周围正常组织之间无明显界线，黏膜增厚、坚硬、糜烂，胃腔缩小，胃径缩短，胃蠕动减弱或消失，呈皮革状。

四、中医辨证

（一）肝胃不和

证见胃脘胀满，时时作痛，窜及两胁，情志不舒则疼痛加重，嗳气陈腐，或呕吐，呃逆，舌质淡红，苔薄白或薄黄，脉沉细或弦细。

（二）脾胃虚寒

证见胃脘隐痛，喜温喜按，朝食暮吐，暮食朝吐，面色㿠白无华，肢冷神疲，便溏水肿，舌质淡胖，有齿痕，苔薄，脉沉缓或沉弦而细。

（三）瘀毒内阻

证见胃脘刺痛，心下痞块按痛，呕吐血性胃内容物，便干色黑，皮肤干燥，舌质紫暗或有瘀点、瘀斑，脉沉细或涩。

（四）热伤胃络

证见胃脘灼热，口干欲饮，嘈杂，食后痛剧，纳差喜凉，五心烦热，大便干燥，舌红绛或光红少苔或黑苔，脉滑数或细数。

（五）痰湿凝结

证见胸闷膈满，面黄虚胖，呕吐痰涎，腹胀便溏，痰核累累，舌淡苔滑腻，脉滑或细。

（六）气血亏虚

证见全身乏力，心悸气短，头晕目眩，面黄无华，虚烦不寐，自汗盗汗，舌淡少苔，脉沉细无力。

五、治疗

（一）中药治疗

1. 肝胃不和

肝胃不和者宜疏肝和胃，降逆止痛。以逍遥散加减治疗。药用柴胡、当归、郁金各12 g，白芍、煅瓦楞子、黄药子各15 g，香附、竹茹各10 g，丹参、石见穿、半枝莲、白花蛇舌草各30 g，生草6 g。

热象甚者，可酌加丹皮、栀子、黄连等；呕吐为主者，重用竹茹，酌加旋覆花、代赭石、沉香、伏龙肝等；腹胀明显者，酌加大腹皮、厚朴、枳实、焦玉片、莱菔子、三七等；纳差者，酌加焦三仙、砂仁、鸡内金等。

2. 脾胃虚寒

脾胃虚寒者宜温中散寒，健脾和胃。以附子理中汤加减治疗。药用党参15 g，白术、干姜、清半夏、甘草各9 g，吴茱萸、檀香、肉桂各6 g，茯苓12 g，炙黄芪、石见穿、黄药子、藤梨根、喜树果、半枝莲各30 g，白花蛇舌草3 g。

纳差、腹胀者，酌加砂仁、焦三仙、鸡内金、佛手等；便溏者，酌加薏米、苍术、山药、诃子肉等；血虚者，酌加当归、阿胶、丹参等；痛甚者，合小建中汤加减治疗。

3. 瘀毒内阻

瘀毒内阻者宜解毒祛瘀，活血止痛。以膈下逐瘀汤或失笑散加减治疗。药用红花、当归、赤芍、川芎、莪术、穿山甲[①]、土元、蒲黄各12 g，五灵脂、桃仁、元胡、三棱、生地、甘草各9 g，鳖甲、冬凌草、半枝莲、石见穿各30 g。

疼痛剧烈者，酌加乳香、没药等；大便干结者，酌加玉片、大黄；便血呕血者，酌加仙鹤草、地榆、白茅根、三七粉等；胃反呕吐者，酌加清半夏、竹茹、代赭石降逆止呕；热象甚者，酌加丹皮、水牛角等清热养阴。

4. 热伤胃络

热伤胃络者宜清热解毒，养阴生津。以沙参麦冬汤加减治疗。药用沙参、半枝莲、白花蛇舌草各30 g，麦冬、知母、天花粉、黄药子、赤芍、西洋参、冬凌草各15 g，生大黄、生甘草各6 g。

---

① 穿山甲：2020年版《中华人民共和国药典》未继续收载穿山甲，现为国家一级保护野生动物。

便干苔黑、脉滑数者，酌加芒硝通腑泄浊；瘀毒内阻、痞满腹胀甚者，酌加败酱草、厚朴、枳实、陈皮清热消痞除胀；伴有呕血、便血者，酌加藕节、旱莲草、仙鹤草、三七粉、乌贼骨凉血止血；胃脘灼痛甚者，酌加生石膏、栀子清胃热；胃脘痛甚者，酌加元胡、川楝子行气化瘀；纳差者，酌加生谷芽、生麦芽升发胃气；舌质干绛者，酌加生地、元参养阴清热。

5. 痰湿凝结

痰湿凝结者宜温胃化湿，祛痰散结。以开郁二陈汤加减治疗。药用清半夏、苍术、白术、莱菔子、苏子、甘草各9 g，陈皮、茯苓、黄药子、制南星、浙贝母各12 g，生牡蛎、夏枯草、海藻各30 g。

脾失健运、腹胀脘闷、食少便溏者，酌加砂仁、厚朴、炒薏米等；痰湿郁久化热者，酌加黄连、竹茹、枳实等；瘀积化热者，酌加蒲公英、金银花、大黄等。

6. 气血亏虚

气血亏虚者宜健脾理气，补气养血。以十全大补汤加减治疗。药用人参、茯苓、当归、白芍、黄精、何首乌各12 g，黄芪、鸡血藤各30 g，白术、熟地、川芎、炙甘草各9 g。

痛甚者，酌加元胡、桃仁活血化瘀止痛；纳差腹胀者，酌加砂仁、焦三仙、鸡内金健胃消食；自汗盗汗者，酌加枸杞子、女贞子、五味子、浮小麦、牡蛎等固卫止汗；待体能恢复后，可酌加冬凌草、露蜂房等；虚烦不寐者，酌加炒枣仁、夜交藤等养心安神。

（二）其他疗法

1. 针灸

针法：针刺内关、脾俞、胃俞、膈俞、中脘、足三里，暴痛实证用泻法，久痛虚证用补法；或针刺公孙、内关，强刺激。

灸法：艾灸中脘、足三里、神阙。该法适用于脾胃虚寒、气血双亏者。

2. 单方验方

胃癌方：两头尖24 g，生半夏3 g，茯苓、麦芽、黄药子、石见穿、丹参、沙参、瓦楞子各12 g，木香、甘草各6 g。

鸡内金、香橼皮各10 g，研极细末，每次服2 g，可治胃脘胀痛。

六、调养与护理

（1）注意饮食卫生，调畅情志；多吃新鲜蔬菜，勿食辛辣刺激、肥甘厚腻食物；进食要有规律，勿暴饮暴食；戒烟酒。

（2）出现吐血或黑便者，宜进流食或少量清淡饮食，甚至禁食。

（3）注意适当休息，切勿疲劳，病情重者应卧床休息。

（4）对癌前病变要进行密切随访，以尽早发现变化，及时进行治疗。

第四节　胰腺炎

一、概述

根据胰腺炎的临床表现，可将其归纳于中医学"胃脘痛""腹痛""胁痛""呕吐"等证范畴，重症急性胰腺炎则属中医"结胸""厥逆""脱证"等范畴。中医学理论认为，本病与肝、胆、脾、胃、大肠等脏腑密切相关，是由饮食不节、恣食膏粱厚味或酒浆、情志不遂、蛔虫窜扰等致肝、胆、脾、胃功能失职，湿、热、瘀、毒蕴结中焦，气机升降失调所致。

二、病因病机

胰腺炎病位在胰腺，但其发病与肝、胆、脾、胃及大肠密切相关。该病病性多属热属实，多产生湿浊、瘀血、邪毒等病理产物，病机以湿热积滞、气机壅阻、升降不利居多。该病早中期呈现正盛邪实，临床表现为气滞、腑实、湿热、血瘀诸证；后期则气血败乱、正虚邪陷，甚至转化为厥脱之证。

（一）情志失调

情志抑郁或暴怒伤肝，肝气郁结，郁久化热，致火热内盛，或肝失疏泄，横逆犯胃，导致肝胃不和，腑气不利，胃失和降，湿、食、毒、瘀等病理产物蕴结中焦，气机升降失调，致胆胰气机升降失调，发生胰腺炎。

（二）饮食不节

暴饮暴食，嗜食肥甘，嗜酒无度，皆可损伤脾胃，使饮食积滞，湿热内生而壅阻肠道，湿热、痰湿、食积互结，致气机不利，气血凝滞，可出现腹痛、呕吐诸症。

（三）六淫侵袭

外感六淫之邪，邪盛入里，内伤脾胃，或化火生毒，与脾胃湿热素盛之体相结，可致脾胃气机升降失常而发病。

（四）蛔虫上扰

平素不注意卫生，饮食不洁，致蛔虫内生，当蛔虫于肠中扰动不安，上扰胆胰之道，可致肝胆气机失畅，胰腑之通道阻塞，胆汁逆行，伤及胰腑而发为胰腺炎。

三、诊断与鉴别诊断

（一）诊断

1. 症状

（1）腹痛：急性水肿型胰腺炎上腹痛表现较轻，多见持续性阵发性加重，应用解痉药物不能缓解。病变在胰头者向右肩放射，在胰尾者向左肩放射，全胰腺病变者向腰背部放射。急性出血坏死性胰腺炎腹痛剧烈难忍，甚至可引起疼痛性休克。慢性胰腺炎腹痛早期多为间歇性发作，渐呈持续性，其疼痛的部位和症状与急性胰腺炎相似，同时可伴有发热与黄疸。少数病例可无腹痛。

（2）恶心、呕吐：急性水肿型胰腺炎可有轻度恶心，呕吐1~2次，但呕吐后腹痛不缓解，吐出物一般为胃内容物。急性出血坏死性胰腺炎呕吐较重，呈现频繁干呕。慢性胰腺炎多无呕吐。

（3）发热：急性水肿型胰腺炎一般发病数小时后伴随不同程度的发热，多表现为低热。急性出血坏死性胰腺炎或有胆道并发症时，可出现高热或寒战。慢性胰腺炎无发热表现。

（4）胰腺炎尚可伴有黄疸（胰头肿大压迫胆总管或合并有胆道结石嵌顿）、腹胀（腹腔积液多，有肠麻痹表现）等。

2. 体征

急性水肿型胰腺炎可有上腹或左上腹压痛及轻度肌紧张。急性出血坏死性胰腺炎可出现脐周或侧腹部皮下出血、急性腹膜炎、麻痹性肠梗阻、腹腔血性或炎性渗出液；超过半数的病例有低氧血症，少数病例可出现呼吸窘迫综合征；约20%的急性出血坏死性胰腺炎患者在恢复期可出现腹腔积液或胰腺假囊肿引起的腹部包块，体积小者无体征，体积大者可在腹部触及。慢性胰腺炎上腹部可有压痛，少数可扪及腹部肿块；并发脾静脉血栓时，可引起脾大；血栓延及门静脉时，则可出现肝外型门静脉高压表现；部分病例有假性囊肿，少数可并发胰腺癌。

3. 辅助检查

（1）胰酶测定：是胰腺炎的重要诊断依据。急性胰腺炎一般在发病后数小时，血清淀粉酶开始升高，尿淀粉酶在发病24 h后开始升高，慢性胰腺炎一般不会升高。血清脂肪酶明显升高。

（2）淀粉酶清除率与肌酐清除率的比率：测定淀粉酶与肌酐清除率的比率有很大的诊断意义。急性胰腺炎时肾脏对血清淀粉酶的清除率升高，对肌酐则无影响，故两者的比值较正常时升高。慢性胰腺炎两者比值不升高。

（3）胰腺外分泌功能试验：慢性胰腺炎各种胰腺外分泌功能试验指标可减退，如胰泌素试验、胆囊收缩素刺激试验、苯替酪胺试验、伦德试验。放射免疫法测定血清胆囊收缩素、胰泌素含量明显增加，系因胰酶减少，对胆囊收缩素及胰泌素的反馈性抑制减弱或消失所致。

（4）B型超声检查：急性胰腺炎胰腺肿大、胰腺回声增强，可发现腹腔积液及并发的胆道病变。慢性胰腺炎可显示胰腺肿大或缩小，或有胰腺囊肿迹象。

（5）X线检查：急性胰腺炎可引起肠麻痹征象，也常见到胀大的结肠腔和胃泡、左膈肌升高等影像。

（6）CT检查：可诊断急性胰腺炎并能鉴别是否合并胰腺组织坏死，对胰腺囊肿也有诊断价值。

（二）鉴别诊断

胰腺炎应与胆囊炎、胆石症、胆道蛔虫症、消化性溃疡穿孔、急性胃肠炎、心绞痛等引起的腹痛相鉴别。

四、中医辨证

（一）肝郁气滞

证见腹痛，部位多为中上腹，痛及两胁，恶心呕吐，腹胀，矢气减少，大便干结难行，舌质淡红，苔薄白，脉弦细或紧。此证型与急性轻型水肿型胰腺炎相似。

（二）胃肠热结

证见腹满痛拒按，全腹疼痛，恶心呕吐，矢气不通，大便秘结，口干渴，尿短赤，舌质红，苔黄厚或燥，脉洪数或弦数。此证型与急性水肿型胰腺炎和急性出血坏死性胰腺炎相似。

（三）肝胆湿热

证见上腹胀痛拒按，胁痛易怒，恶心呕吐，矢气减少，小便短赤，大便秘结，身目发黄，舌红，苔黄腻，脉弦数。此证型多合并胆道疾病，如胆结石、急慢性胆囊炎等，与胆源性胰腺炎相似。

（四）瘀热壅滞

证见全腹胀满疼痛，恶心呕吐，大便秘结或量少不畅，口渴引饮，口气秽臭，或见身热谵语，入夜热甚，舌质暗红，苔黄腻，脉沉滑数或沉涩。

（五）热实结胸

证见全腹胀满疼痛，心下至少腹硬满而痛不可近，恶心呕吐，矢气不通，短气烦躁，便秘，口渴引饮，舌红，苔黄腻，脉沉紧或沉滑。

（六）蛔虫上扰

证见持续性上腹痛，伴有阵发性钻顶样痛，多见吐蛔或便蛔，舌质红，苔白或黄腻，脉弦或弦细。此证型与胆道蛔虫症引起的急性胰腺炎相似。

五、治疗

（一）中药治疗

1. 肝郁气滞

肝郁气滞者宜疏肝理气，化瘀导滞。以柴胡疏肝散加减治疗。药用柴胡、香附、枳壳、川芎、陈皮、郁金、归尾、丹皮、白芍各 12 g，甘草 6 g，谷芽、麦芽各 15 g。方中柴胡、香附、枳壳、川芎、陈皮疏肝理气解郁；白芍、甘草缓急止痛；加郁金活血行气，归尾、丹皮凉血化瘀，谷芽、麦芽消食化滞。

食滞中焦者，酌加炒山楂、鸡内金、炒莱菔子消积导滞；呕恶甚、胃气上逆者，可酌加竹茹、姜半夏、旋覆花降逆止呕；大便秘结者，酌加生大黄、芒硝、天花粉泻热润肠通便；瘀血较甚者，酌加桃仁、丹参、赤芍以增活血化瘀之力。

2. 胃肠热结

胃肠热结者宜清热解毒，通腑泻热。以大承气汤加减治疗。药用大黄、枳实、厚朴、瓜蒌仁各12 g，芒硝、竹茹各9 g，虎杖20 g。方中大黄苦寒泻热通便，荡涤肠胃；芒硝咸寒泻热，软坚润燥；厚朴、瓜蒌仁、枳实行气散结，消痞除满；竹茹清化痰热；虎杖清热解毒。

肝胆湿热、身目发黄者，合茵陈蒿汤清利湿热；热毒重者，酌加蒲公英、野菊花、金银花清热解毒；瘀象甚者，酌加桃仁、丹参、赤芍活血化瘀。

3. 肝胆湿热

肝胆湿热者宜疏肝理气，清热利湿。以大柴胡汤合茵陈蒿汤加减治疗。药用柴胡18 g，白芍、栀子、黄芩、郁金、虎杖、枳实各15 g，大黄、半夏、丹皮、龙胆草各9 g，陈皮、甘草各6 g，茵陈30 g。方中茵陈、大黄清热利湿，利胆退黄；栀子、黄芩、虎杖清热解毒；白芍和里缓急；柴胡疏肝利胆，和解少阳；陈皮、半夏化湿和胃；郁金活血化瘀。

食滞中焦者，酌加鸡内金、炒莱菔子、谷芽消积导滞；呕恶明显者，酌加竹茹、旋覆花降逆止呕；热毒重者，酌加蒲公英、野菊花、金银花清热解毒。

4. 瘀热壅滞

瘀热壅滞者宜清热化浊，通下逐瘀。以桃核承气汤加减治疗。药用滑石、连翘、茵陈各30 g，厚朴、大黄各12 g，桃仁18粒，当归、芍药、芒硝、杏仁、丹皮各6 g，黄芩15 g。方中滑石、连翘、茵陈、黄芩清热利湿、利尿；厚朴宽胸顺气；大黄通下泄浊；桃仁、当归活血散瘀；芍药缓急止痛；芒硝润肠通便；杏仁润下通便。

食滞中焦者，酌加鸡内金、炒莱菔子、谷芽、麦芽消积导滞；见舌苔黄腻、湿热重者，酌加苍术、陈皮以助行气燥湿之力；热毒重者，酌减滑石、杏仁，酌加蒲公英、野菊花、败酱草解毒排脓。

5. 热实结胸

热实结胸者宜泻热通腑，行气逐瘀。以大陷胸汤加味治疗。药用大黄、瓜蒌仁各12 g，杏仁、苍术、芒硝各6 g，甘遂1 g。方中甘遂苦寒峻下，攻逐水饮；大黄泻热通便；芒硝软坚泻热。三药合用，力专效宏，诚为泻热逐水、开结通便的峻剂。杏仁、苍术渗湿利尿清热。

肝胆湿热者，合茵陈蒿汤并酌加郁金、虎杖等清热利湿退黄；食滞中焦者，酌加鸡内金、谷芽、炒莱菔子消积导滞；热毒炽盛者，酌加蒲公英、野菊花、金银花清热解毒；瘀血内停者，酌加桃仁、红花、当归、丹参活血化瘀。

6. 蛔虫上扰

蛔虫上扰者宜安蛔止痛，清热化瘀。以清胰汤Ⅱ号加减治疗。药用柴胡15 g，玉片、使君子、苦楝皮各 30 g，黄芩、木香、芒硝各 10 g。方中柴胡、黄芩清热；玉片、使君子、苦楝皮安蛔止痛；木香行气；芒硝软坚通便。

热毒重者，酌加金银花、连翘；湿热重者，酌加茵陈、山栀子、龙胆草；呕吐重者，酌加代赭石、竹茹；食积甚者，酌加炒莱菔子、焦三仙等。

（二）其他疗法

1. 针灸

体针疗法：有止痛、止呕、降温、除胀等作用。常用的穴位有足三里、下巨虚、内关或梁门、中脘、阳陵泉等。重刺手法，留针 1 ~ 2 次。

穴位注射疗法：常选用两侧足三里或下巨虚，每穴注射 10% 葡萄糖 5 ~ 10 mL，每日 1 ~ 2 次。

2. 中药灌肠

以生大黄或清胰煎剂保留灌肠，每日 1 ~ 2 次，可保持大便通畅，有效改善肠道菌群失调，恢复肠道功能，一定程度上减少肠功能衰竭的发生。

六、调养与护理

（1）对轻症急性胰腺炎患者应加强病情监测，以防止轻症急性胰腺炎重症化。注意监测体温、脉搏、呼吸、血压等生命体征和神志变化，并注意尿量、呕吐物及大便性状、腹痛范围及体质的变化，以尽早发现并发症。

（2）急性胰腺炎患者初起一般需禁食，视病情变化做出综合临床评价后，及时恢复饮食。尽可能早地给予肠内营养，以改善肠道黏膜屏障。饮食应从流食逐步向正常饮食过渡，并注意少量多餐，宜食低脂肪、低蛋白饮食，以减轻胰腺负担和减少刺激。

（3）在疾病恢复期指导患者养成良好的生活方式和饮食习惯，适当运动，不酗酒，坚持少量多餐，保持乐观情绪，以减少对胰腺外分泌的刺激。

第二章　牙体牙髓病的诊疗

第一节　龋病

一、龋病的类型

龋病的分类较多,临床最常用的是按病变程度进行分类的方法。主要分类如下。

1. 按病变程度分类

（1）浅龋：牙冠部浅龋是指仅限于釉质受损的龋病，根据部位又有窝沟龋和平滑面龋之分。牙根面的浅龋，多发生于牙骨质或始发于根部牙本质表层。

（2）中龋：龋病进展到牙本质浅层或中层。

（3）深龋：龋病进展到牙本质深层。

2. 按病变进展速度分类

（1）急性龋：发生于易感个体，如儿童和青少年。

（2）慢性龋：发生在成年人及老年人的龋多属于此类。

（3）静止性龋：多见于磨牙浅碟样的𬌗面和无邻牙接触的牙齿平滑面。

二、鉴别诊断

1. 深龋与可复性牙髓炎鉴别

（1）深龋冷测敏感度一般，冰水进龋洞可出现敏感症状；可复性牙髓炎常规冷测即可出现敏感症状。

（2）深龋对任何刺激均不出现持续性或延缓性疼痛症状；可复性牙髓炎时，在刺激去除后，患牙可有一过性疼痛症状。

2. 深龋与慢性闭锁性牙髓炎鉴别

（1）深龋无自发痛史；慢性闭锁性牙髓炎可有自发痛史（自发痛不明显）。

（2）深龋叩诊时无异常反应；慢性闭锁性牙髓炎可有叩诊异常。

（3）深龋常规温度测验同对照牙；慢性闭锁性牙髓炎热测可诱发迟缓性疼痛。

（4）深龋时龋损不波及牙髓；慢性闭锁性牙髓炎时龋损多已波及牙髓。

3. 深龋与牙髓坏死鉴别

（1）深龋无自发痛史；牙髓坏死可有自发痛史或反复激发痛史。

（2）深龋探诊洞底敏感；牙髓坏死探诊无反应。

（3）深龋温度测验同正常对照牙，牙髓活力电测验有活力；牙髓坏死牙髓活力电测验无反应。

三、治疗原则

（1）龋病治疗应保护正常牙体组织和牙髓，有效修复龋损部分，恢复牙齿形态、外观和功能，预防继发龋。

（2）明确患者易患龋的特定因素，有针对性地进行防龋指导，如有效的牙齿保健方法、局部用氟和饮食控制等。

（3）对多发性龋、急性龋患者，在治疗患牙的同时，应给予适当的预防措施，如局部用氟、口腔卫生宣教等。

（4）早期龋、牙根面浅龋，可通过防龋指导、局部涂氟和再矿化的方法予以治疗，并于半年到一年间定期复查，如有明显龋洞形成，则应行充填治疗。

（5）已形成龋洞的牙齿必须通过去腐、备洞进行充填治疗。充填治疗前，必须去除所有病变和感染的牙体组织，并保护正常牙髓。

（6）建议急性龋患者每3个月复查一次，儿童龋病患者每半年复查一次，一般患者一年复查一次。

四、治疗方法

（一）局部涂氟

1. 适应证

牙齿初萌者，牙齿矿化不良者，早期龋、多发龋患者和对龋敏感的个体。患儿在初诊时，应常规进行牙面涂氟处理。

2. 操作方法

（1）暴露病变部位，清洁牙面。

（2）隔湿，吹干牙面。

（3）将含氟溶液的小棉球从窝沟到邻面压在牙面上，使其湿润 3 ~ 4 min。

（4）取出隔湿小棉球后，30 min 内不漱口、不进食，确保氟与牙面尽可能地长时间接触。

（二）再矿化疗法

1. 适应证

（1）初期牙釉质龋、牙骨质龋。

（2）牙颈部的牙齿敏感症。

（3）急性龋在进行充填治疗的同时，辅以再矿化疗法。

（4）进行头颈部放疗的患者，应在放疗前、中、后做再矿化治疗。

（5）正畸治疗前、治疗中及摘除矫治器后使用固定矫治器的患者。

2．操作方法

1）个别牙齿的再矿化

（1）用橡皮杯清除牙面的牙菌斑和唾液膜，如有腐质，则用圆钻除净。

（2）隔湿，棉球擦干牙面。

（3）用纸片或棉球蘸再矿化液贴于牙面脱矿部位。每日 1 次，每次 15 min。

2）全口多颗牙齿的再矿化

（1）口内无龋者：①含氟再矿化液含漱，每日 3 次，于三餐后，每次含漱 2 ~ 3 口，每口含 3 ~ 5 min。②含氟牙膏刷牙。③含漱持续时间因人、因病情而异。牙齿敏感症者，症状消失即可停止含漱；以预防为目的者，则应从治疗前 1 周开始含漱，直至治疗停止后 3 个月或更长时间。④复查时间为治疗后半年、1 年、2 年。

（2）已发生急性龋或放射性龋的患者：①先行再矿化治疗。用含氟再矿化液含漱 3 个月（方法同前），有条件者可做含氟、含钙再矿化液交替导入 2 ~ 4 疗程。若为牙颈部龋，可在含漱后用棉片浸再矿化液贴敷于龋损处，每晚 1 次，至少 20 min。②用含氟牙膏刷牙。③治疗 2 个月后，探诊龋坏区无探痛，术者感觉龋损牙面变硬，即行充填治疗。以玻璃离子水门汀临时充填为宜。若龋损已深及牙髓，应做牙髓治疗。④治愈龋坏牙后，应继续使用含氟牙膏及再矿化液含漱，可减少含漱次数与时间，每日 1 ~ 2 次。⑤复查时间为治疗后 3 个月、半年、1 年、2 年。如龋病已稳定，且患者无放疗史，前磨牙和磨牙可行永久充填。

（三）窝沟封闭

1．适应证

窝沟封闭适用于预防窝沟龋，特别是萌出不久且沟裂深、窄、陡的牙齿。一般认为，在牙齿萌出后的 4 ~ 5 年，越早做越好。

2．操作方法

（1）清洗牙面：用机用小毛刷或牙刷，蘸取不含氟的抛光膏或牙膏，清洗牙面和窝沟，除去表面和窝沟内的软垢、菌斑和有机物。因氟易与牙齿矿物质形成氟化钙而影响后面的酸蚀效果，故不用。

（2）术区隔湿：推荐使用橡皮障，也可用棉卷。对唾液分泌多者，可在术前 30 min，酌情口服阿托品片剂，以减少唾液分泌。隔湿的效果决定封闭效果。

（3）酸蚀：使用树脂类封闭剂前，需用 37% 磷酸凝胶对封闭部位酸蚀 30 s。由于乳牙釉质表层多为无釉质层并含有较多有机物，故对乳牙的酸蚀时间可略延长。酸蚀的范围应包括窝沟两侧各 1.5 mm 的牙面。

（4）彻底冲洗并干燥：用清水彻底冲洗牙面，不能遗留酸。然后，以气枪吹干。冲洗、吹干后的牙面必须重新隔湿，不得再受唾液的污染。

（5）放置封闭剂并固化：光固化类材料可直接涂于窝沟内，然后遵照材料说明书的要求进行光照。玻璃离子体类材料可调和成浓乳状，以探针导入窝沟，依据材料说明书的要求，让其自然凝固或光固化。初凝的玻璃离子水门汀表面涂以凡士林软膏，可以防止进一步固化过程中丧失或吸收过多的水分。

（6）调整咬合：材料固化后，应适当调整影响咬合的部分。

（四）复合树脂粘接修复术

1．适应证

（1）龋病和其他牙体病所致的牙体硬组织缺损，需根据修复部位和厂家说明选用不同的材料。

（2）变色牙（包括四环素牙、严重的氟牙症等）贴面修复。

（3）前牙的小间隙关闭。

（4）畸形牙和扭转牙的改形修复。

2．操作方法

（1）去净腐质。

（2）制备洞斜面：用金刚砂钻，将整个洞缘釉质磨成宽 1～3 mm，斜度为 30°～45° 的斜面。洞斜面宽度可视缺损大小而定。对变色牙则需磨除唇面釉质厚 0.2～0.5 mm 的薄层，勿破坏近远中接触点。

（3）隔离唾液，擦干牙面。

（4）垫底：必要时，洞底透红近髓处可用氢氧化钙间接盖髓，玻璃离子水门汀垫底。为充分利用粘接面积，尽量不垫底或减少垫底面积。

（5）酸蚀：根据患牙和窝洞特点选择酸蚀粘接系统，并根据说明书应用材料。釉质粘结建议使用全酸蚀系统，而牙本质粘结建议使用自酸蚀系统。

（6）涂粘结剂：前牙用聚酯薄膜，后牙用分段式成形片与邻牙隔离。用小毛刷或小块泡沫塑料蘸粘结剂，均匀涂布于整个洞壁，然后用气枪轻吹，使其薄层均匀分布。光照 20 s。

（7）变色牙涂遮色剂：根据变色程度选择不同颜色，涂 2～3 层方可遮色，或用不透光的树脂先覆盖一薄层，再用半透明树脂修复唇面。每涂一层应光照 40 s。

（8）比色：关闭照明灯，利用自然光线；使牙面潮湿，与患牙完整部位或邻牙比色。还应照顾到患者肤色，选择相应型号的树脂。

（9）充填与固化：将选好的树脂填入窝洞中，并修整外形，光照 40 s 使树脂固化。洞深超过 2 mm，则分次充填，分层固化。每层材料厚度不得超过 2 mm。对变色牙，还可在遮色剂上涂一层树脂，将选好的预成唇面盖于树脂上，使贴面就位。压挤出多余树脂，修整外形后光照 40 s 固化。

（10）修整和抛光：树脂硬固后，首先用尖细锥形金刚砂钻磨除充填体飞边，调磨咬合高点，去除龈缘的树脂悬突和挤入牙间隙的多余树脂。然后用细砂石修磨充填体的各面，再用磨光砂条磨光邻面。最后用磨光砂片抛光，由粗砂到细砂顺序使用。

（五）银汞合金充填术

1. 适应证

（1）由龋病或牙体硬组织非龋性疾病所导致的牙体缺损，特别是Ⅰ类洞、Ⅱ类洞、后牙Ⅴ类洞的充填。

（2）各种类型的牙髓炎、根尖周炎经牙髓治疗后的牙体修复。

2. 操作方法

（1）寻开口，扩大洞口。

（2）去净腐质。以颜色、硬度为标准，必要时配合龋蚀检知液染色观察。

（3）按窝洞预备原则备洞。

（4）深龋洞者用对牙髓无刺激的材料垫底。

（5）调磨薄壁弱尖及对𬌗高陡的牙尖斜面。

（6）检查窝洞是否包括了可疑窝沟，点角、线角是否清晰、圆钝，是否底平壁直，洞形大小、深浅是否符合固位及抗力的要求。

（7）清洗、隔湿、干燥窝洞。如双面洞应先安置成形片并加用楔子。

（8）用银汞合金输送器逐次将银汞合金送入窝洞中，选用大小合适的银汞充填器，用力加压。先充填不易填满处，如龈阶，点角、线角处，逐层加压充填，使之与洞壁密合，排除多余汞后，使充填材料略高出窝洞表面。

（9）修整充填体。检查并去除邻面悬突，恢复与邻牙的接触点，修整𬌗面形态与周围牙面协调。恢复与对颌牙的咬合关系，勿增高咬合，也勿降低咬合。

（10）使用小面积充填体，患者无复诊条件时，可在修整外形后用光滑器压光充填体。有复诊条件者，于24 h至3 d复诊，磨光充填体。选用适当的磨光钻由牙面向充填体方向打磨，最后可用橡皮尖抛光表面，使表面光洁，不易被腐蚀。

（六）玻璃离子水门汀修复术

1. 适应证

（1）所有牙齿的楔状缺损（基牙除外）。

（2）未累及咬合面的邻面龋、根面龋。

（3）冠折未露髓的牙本质断端的覆盖。

（4）复合树脂修复术的垫底材料。

（5）猛性龋的充填。

2. 操作方法

（1）去净腐质，去除无基釉非龋性缺损可用橡皮杯蘸细浮石粉糊剂打磨、清洁缺损处及邻近部位，或用球钻磨除缺损处薄层表面。

（2）近髓处可用氢氧化钙制剂间接盖髓。

（3）隔湿、干燥牙面。

（4）充填，按比例调和玻璃离子水门汀，即刻用充填器将材料一次性填入缺损处,在 1 ~ 2 min 完成外形修整。光固化者不受时间限制,完成充填后光照20 ~ 40 s。

（5）涂凡士林油防止材料失水或吸水。光固化者不做此步骤。

（6）磨光 24 h 后,用金刚砂钻精修,磨光杯磨光充填体。光固化者可即刻进行外形修整抛光。

（七）复合树脂嵌体修复术

1. 适应证

（1）后牙中到大面积缺损,剩余牙体组织可提供足够的粘接面积,牙体预备后无明显倒凹者均适用。

（2）牙龈炎与牙龈增生。牙龈炎患者应于术前 1 周进行洁治,牙龈增生影响术区者应行牙龈切除术。

2. 操作方法

1）直接法

以后牙邻𬌗洞面为例。

比色同复合树脂粘结修复术。

（1）牙体制备：用裂钻和柱状金刚砂钻进行牙体预备,制洞原则和方法同银汞合金充填术。制备后的洞型要求如下：①洞底平,与牙体长轴垂直。近髓洞用氢氧化钙垫底剂和玻璃离子水门汀双层垫底；牙髓治疗后的患牙,去除根管口部分硬固后的糊剂和牙胶,以磷酸锌水门汀或玻璃离子水门汀垫底。②壁直,向𬌗面外展 8° ~ 12°,洞边缘不制备洞斜面。邻面洞型的颊舌壁边缘位于自洁区,龈壁不要位于或靠近接触点,𬌗面及邻面洞深大于 1.5 mm。③洞内点角、线角清晰而圆钝,从𬌗面可垂直俯视到各点角、线角。④洞形完成后用抛光钻打磨光滑,无倒凹。

（2）隔湿：建议使用橡皮障。

（3）涂布分离剂：涂布口内分离剂于洞内外壁及邻牙上,柔风吹匀。

（4）放置成形片和楔子：建议使用透明成形片和导光楔子。

（5）再次涂布分离剂：涂布口内分离剂于洞内及成形片内侧,轻风吹匀,确认无遗漏点。

（6）树脂充填、固化：用选好颜色的光固化复合树脂充填窝洞,压实,雕刻牙体外形。用可见光固化灯从颊、舌、𬌗面各照射 40 ~ 120 s。

（7）嵌体的取出：取下成形片和楔子,通过修整或添加树脂,调整𬌗面及邻面接触点。在𬌗面用树脂制作用于夹持的小把手,光固化后取出嵌体。

（8）嵌体的口外处理：嵌体各面光照 40 s,将嵌体放入光／热聚合箱中处理。

（9）嵌体的试戴：冲洗嵌体各面以除去分离剂,口内试戴,使就位顺利。

（10）嵌体的粘固：酸蚀牙釉质,彻底冲洗窝洞,吹干、隔湿,涂布粘结剂。使用粘接用化学固化（或双重固化）复合树脂或水门汀粘固嵌体。双重固化者需光照。

（11）彻底去除多余的复合树脂或水门汀,检查咬合关系,磨光修复体。

2）间接法

（1）牙体制备同直接法。

（2）取印模。用硅橡胶印模材取工作印模及验印模。

（3）暂封牙胶，暂封窝洞。

（4）灌注硬石膏模型，检查有无倒凹，如有应填补；用细铅笔标出洞型边缘。

（5）涂布分离剂于工作牙内外及邻牙上，柔风吹匀。

（6）逐层堆砌并光照复合树脂各 20 s，按洞底、洞壁、边缘嵴、牙尖的顺序堆砌，不要超出洞型边缘标记线。

（7）嵌体各面光照 60 s，调整𬌗面及邻面接触关系，打磨、磨光修复体；取下嵌体，光照组织面；放入光／热聚合箱中处理，在模型上试戴。

第二节 牙体硬组织非龋性疾病

一、畸形中央尖

（一）概述

由于牙发育期间形态发生异常分化而出现的畸形小尖，称畸形中央尖。

（二）临床表现

（1）好发于下颌前磨牙，尤其是下颌第二前磨牙最多见，偶见于上颌前磨牙，常对称发生。

（2）畸形中央尖常位于牙𬌗面中央沟处，呈牙尖样突起，形态可为圆锥形、圆柱形或半球形等，高度 1～3 mm。

（3）如牙萌出时间长，畸形中央尖磨损后呈浅黄色圆形环，中央有浅黄色或褐色的牙本质釉，在轴中央可见到黑色小点，此点即突起的髓角。

（4）如畸形中央尖较尖锐，常在牙萌出后不久与对颌牙接触时折断，使牙髓感染、坏死，影响根尖的继续发育。

（三）诊断要点

（1）多见于年轻患者，主诉牙髓炎症状，无龋病及牙周损害。

（2）检查可发现畸形中央尖或折断后的特定形态，常对称。

（3）X 线检查有时可见异常突起的髓角，如牙髓感染、坏死，根尖常呈喇叭口形。

（四）治疗方案

（1）若畸形中央尖圆钝，或无髓角突入，可观察，亦可分次逐渐调磨。

（2）若已穿髓引起牙髓、根尖病变，应进行相应牙髓治疗。若为年轻恒牙，为保存患牙并促使牙根继续发育完成，可采用根尖成形术或根尖诱导成形术。

二、牙内陷

（一）概述

牙内陷是牙釉质形成前，成釉器形态异常分化，舌侧过度卷叠或局部过度增殖而深入牙乳头中，形成的一系列形态内陷畸形。

（二）临床表现

牙面可见一囊状深陷的窝洞，常见于上颌恒侧切牙，也可发生于上颌中切牙或尖牙。根据牙内陷的程度及形态不同，临床上可将牙内陷分为畸形舌侧窝、畸形根面沟、畸形舌侧尖和牙中牙。

（1）畸形舌侧窝：由于舌侧窝呈囊状深陷，可引发牙髓炎。

（2）畸形根面沟：可与畸形舌侧窝同时出现。临床上可见一条纵形裂沟向舌侧越过舌隆突，并向根方延伸，严重者可达根尖部，将牙根一分为二，形成一个额外根。畸形根面沟可引发牙髓炎及牙周损害，形成骨下袋。

（3）畸形舌侧尖：在畸形舌侧窝的基础上，舌隆突呈圆锥形突起，有时突起形成一牙尖。牙髓组织亦可进入舌侧尖内，形成纤细髓角，易遭磨损而引发牙髓炎。

（4）牙中牙：牙呈圆锥形，较其正常形态稍大，舌侧窝深度内叠卷入，X线片示深入凹陷部好似包含在牙中的一个小牙。

（三）诊断要点

牙内陷常有典型的临床表现。若未合并牙髓炎或牙周损害，患者常无症状。X线检查有助于诊断。

（四）治疗方案

治疗方案根据患牙的牙髓是否感染而决定。

（1）牙内陷早期，可按深龋处理，预备窝洞，按间接盖髓术处理。

（2）对于根面沟裂仅达颈1/3者，行局部牙周手术，浅沟磨除，深沟充填。

（3）沟裂达根尖且已导致牙周组织广泛破坏者，可考虑拔除。

（4）畸形舌侧窝（尖）引起牙髓炎者，应行根管治疗。

三、四环素牙

（一）概述

在牙发育期，服用的四环素族药物能被结合至牙组织内，使牙着色，亦可影响牙的发育，故在牙发育期被四环素族药物着色的牙称四环素牙。为预防此病，妊娠和哺乳的妇女以及8岁以下的儿童一般不宜使用四环素族药物。

（二）临床表现

（1）可发生于乳牙与恒牙，且乳牙着色比恒牙明显。

（2）牙冠由亮黄色逐步过渡到棕褐色或灰黑色，由于光能促进着色过程，因此前牙染色较后牙严重。

（3）严重的四环素牙可伴有牙釉质发育不全。

（三）诊断要点

（1）有典型的临床表现。

（2）有四环素族药物服用史。

（四）治疗原则及方案

四环素牙治疗原则为恢复牙的美观，防止进一步损害。

（1）着色浅且没有牙釉质缺损的患牙可采用脱色法，但漂白脱色法效果有一定局限。

（2）对着色较深或有釉质缺损的患牙，可用复合树脂修复，也可用贴面修复；对于着色严重的患牙，由于遮色效果差，该方法也难以达到理想效果。

（3）对美容要求较高的患者，或合并有牙体缺损者，在患者要求或同意的情况下可做烤瓷冠修复。

四、氟牙症

（一）概述

氟牙症是慢性氟中毒的表现，可导致牙釉质发育不全症，又称氟斑牙。氟牙症有明显的地域性，一般情况下，水中的氟浓度超过百万分之一（1 ppm）时发病率增加。为预防此病，在高氟区选择新的饮用水水源，或用活性矾土或活性炭去除水源中过量的氟。

（二）临床表现

（1）常见于恒牙，乳牙少有发生，程度亦较轻。

（2）同一时期萌出的牙，牙釉质上有白垩色（轻度）到褐色（中度）的斑块，严重者还伴有牙釉质的实质性缺损（重度）。

（3）患牙耐酸，但对摩擦的耐受性差。

（4）严重的慢性氟中毒者还可有骨骼、关节的损害。

（三）诊断要点

氟牙症患者可有儿童期在高氟区的生活史。有典型的临床表现。

需要与牙釉质发育不全相鉴别。氟牙症的色斑呈散在云雾状，边界不明确，与牙釉质生长线不完全吻合。

（四）治疗原则及方案

治疗原则与四环素牙相同。

（1）轻度患牙可用脱色法，但应注意漂白只能达到一定程度的效果。

（2）用复合树脂或贴面恢复患牙外观，但遮色效果差，达不到理想效果。

（3）对美容要求较高的患者，或合并有牙体缺损者，在患者要求或同意的情况下可做烤瓷冠修复。

五、先天性梅毒牙

（一）概述

先天性梅毒牙是在牙发育期感染梅毒螺旋体导致的牙发育障碍。妊娠早期对母体进行抗梅毒治疗可有效预防此病。

（二）临床表现

主要见于恒牙。

（1）半月形切牙：这种切牙的近远中面向切缘逐渐狭小，切缘中央有半月形缺陷，切牙之间有较大空隙。

（2）桑葚牙：第一恒磨牙的牙尖皱缩，表面粗糙，咬合面牙釉质有多个不规则的小结节和坑窝，牙尖向中央凑拢，牙横径最大处是在牙颈部。

（3）蕾状牙：有的磨牙牙面不粗糙，但牙表面紧缩，如花蕾状，称蕾状牙。

（三）诊断要点

（1）其母亲有梅毒病史。

（2）有典型的牙体表征，以及先天梅毒的其他临床表现。

（3）血清学检查中，康－华氏反应阳性。

（四）治疗方案

修复牙外形与功能，如采用复合树脂、各类冠等进行修复。

六、磨损

（一）概述

由单纯机械性摩擦而造成的牙体硬组织慢性磨耗称磨损，分咀嚼磨损和非咀嚼磨损两种。

（二）临床表现

咀嚼磨损是在正常咀嚼过程中造成的，属生理性磨损，一般发生在𬌗面和切缘。恒牙萌出后，在数年或数十年的咀嚼中出现磨损，早期在牙釉质表面出现浅黄色小区，以后逐渐扩大、融合，牙本质成片暴露。严重时可形成锐利边缘嵴，有时遇机械及冷热刺激时敏感。在咀嚼时患牙有轻微的动度，长期咀嚼也可引起邻面的磨损，使原来的点接触变为面接触，可引起食物嵌塞。

非咀嚼性磨损是由异常的机械摩擦力所造成的，是一种病理现象。不良习惯，如某些职业习惯是这类磨损的主要原因，如木匠、鞋匠常用牙咬住铁钉等，使切牙出现隙状磨损。

（三）诊断要点

根据临床表现，结合年龄、职业、不良习惯等，可作出诊断。

（四）治疗方案

（1）咀嚼磨损无症状时，不必处理。

（2）非咀嚼磨损应去除病因，纠正不良习惯。

（3）当磨损出现牙本质敏感症时，可行脱敏治疗。

（4）当出现牙髓或根尖周病变时，按常规进行牙髓病或根尖周病的治疗。

（5）当出现其他并发症时，应按不同症状进行相应的治疗。

七、楔状缺损

（一）概述

楔状缺损是牙体唇、颊侧及颈部硬组织长期摩擦所致的楔形缺损。

（二）临床表现

（1）好发于前磨牙，尤其是位于牙弓弧度最突出处的第一前磨牙。年龄越大，越易发生，缺损也越严重。

（2）楔状缺损由2～3个平面相交而成，缺损边缘整齐，表面坚硬、光滑，由于牙本质外露，局部呈浅黄色。

（3）较深的楔状缺损可引起牙本质敏感症，个别损害深达牙髓时可引起牙髓炎。

（三）诊断要点

好发于前磨牙，尤其是第一前磨牙。有相应的临床表现。注意与牙颈部龋相鉴别。

（四）治疗方案

（1）改正刷牙方法。

（2）轻度楔状缺损且无临床症状者可不治疗。

（3）较深楔状缺损者，可用玻璃离子水门汀或复合树脂类材料修复，注意保护牙髓。

（4）当出现牙髓炎或根尖周病变时，做牙髓治疗术及根尖周病的治疗。

八、牙本质敏感症

（一）概述

牙本质敏感症是指牙在受到外界刺激，如温度、化学物质以及机械作用所引起的酸痛症状。牙本质敏感症不是一种独立的疾病，而是各种牙体疾病共有的症状。

（二）临床表现

牙本质敏感症主要表现为刺激痛，冷、热、酸、甜、机械摩擦刺激均可引起酸痛，疼痛时间短暂，刺激去除后疼痛立即消失。

（三）诊断要点

探诊酸痛。温度刺激敏感。

（四）治疗方案

（1）脱敏治疗：目的为消除症状。若想要对牙本质敏感症达到有效的治疗，就必须封闭牙本质小管。由于本症病因尚未完全明确，目前实际应用的任何一种治疗方法均不能保证不会复发。

（2）修复治疗：对反复药物脱敏无效者，可考虑行充填术或冠修复。磨损严重而接近牙髓者，在患者要求或同意的情况下，可做牙髓治疗。

九、牙隐裂

（一）概述

牙隐裂是指牙冠表面发生的非生理性细微裂纹，常不易被发现。牙隐裂的裂纹可深入达到牙本质，有时可引起牙髓炎。

（二）临床表现

（1）常见于上颌磨牙，下颌磨牙次之。

（2）上颌磨牙的隐裂裂纹常与𬌗面远中窝沟重叠，并向一侧或两侧边缘嵴延伸，使窝沟颜色异常加深。

（3）表浅的隐裂常无明显症状，较深者对冷热刺激敏感，或有咬合不适感。

（4）深达牙本质深层的隐裂多有慢性牙髓炎症状。

（5）在碘酊或甲紫染色后，因染料渗入裂纹，可见一条不易擦除的染色线。

（三）诊断要点

（1）当临床上出现不明原因的刺激疼痛，并排除龋病、牙周病，牙面上也探查不到敏感点时，应考虑牙隐裂存在的可能。

（2）可采用探针探查窝沟，必要时采用碘酊染色法。

（3）咬诊试验呈阳性。

（四）治疗原则及方案

（1）调𬌗，排除牙𬌗干扰，降低牙尖斜度以减小劈裂力量。

（2）建议及时修复缺失牙，否则单独治疗隐裂牙达不到预期效果。

（3）当隐裂仅限于牙本质浅、中层，可沿裂纹备洞，磨除裂纹后直接粘接复合树脂，或全冠修复。

（4）当隐裂深达牙本质深层，或已引起牙髓炎者，做牙髓治疗。

（5）在牙髓治疗过程中，备洞后可使裂纹对咬合力的耐受降低，由于咀嚼等原因，极易发生牙裂。在条件允许的情况下，应注意采用带环、全冠修复等方法以避免隐裂牙纵折。

十、牙根纵裂

（一）概述

牙根纵裂是指发生在牙根且未波及牙冠的纵裂。

（二）临床表现

早期有冷热刺激痛、咀嚼痛，晚期出现自发痛，并伴有牙龈反复肿胀、叩痛和牙松动。绝大多数患牙有牙周袋和牙槽骨破坏，深牙周袋，甚至达根尖。

根管治疗后的牙根纵裂无牙髓病的表现，早期也无牙周袋或牙槽骨的破坏，随着病程延长，可出现牙周病变。

（三）诊断要点

（1）有典型的疼痛症状，特别是咀嚼痛症状。

（2）可探查到深牙周袋。

（3）X线检查是确诊的重要依据。

（四）治疗方案

（1）对于松动明显、牙周袋宽而深或单根牙根管治疗后发生的牙根纵裂，应予以拔除。

（2）对于多根牙，牙槽骨破坏局限于纵裂牙根且牙齿稳固，牙根情况尚好者，可在根管治疗后行牙半切术去除病根部分；对于单根牙，牙根较长，根裂部位与牙槽骨破坏都在根尖附近，其他情况好者，可考虑截根术。

十一、牙震荡

（一）概述

牙震荡是指因轻微外力撞击牙导致的牙周膜轻度损伤，常不伴牙体组织的缺损。

（二）临床表现

（1）患牙有伸长不适感，常有叩痛及轻微松动。

（2）龈缘可有少量出血。

（3）牙髓在受伤后牙髓活力测验常呈阴性，数周或数月后恢复，若仍无反应，说明牙髓可能已坏死。

（三）诊断要点

（1）有外伤史。

（2）有典型的临床表现。

（3）X 线片排除牙脱位、牙折。

（四）治疗原则及方案

（1）使患牙休息 1 ~ 2 周；降低咬合；必要时做松牙的固定。

（2）定期复查，注意观察牙髓活力情况，发现有牙髓坏死时，应及时做根管治疗术。

十二、牙脱位

（一）概述

牙受外力作用而脱离牙槽窝者称为牙脱位。牙轻度偏离移位称部分脱位，牙完全离体称为完全脱位。

（二）临床表现

（1）牙部分脱出常有疼痛、松动和伸长，同时出现咬合障碍。

（2）牙嵌入性脱位者，患牙临床牙冠变短，牙龈可有淤血样改变。

（3）完全脱位者，可见牙完全离体或仅有少许软组织相连。常伴有牙龈撕裂和牙槽窝骨壁骨折。

（4）随时间推移常可发生各种并发症，如牙髓坏死、髓腔变窄、牙根外吸收以及边缘性牙槽突吸收。

（三）诊断要点

（1）有外伤史。

（2）临床检查可发现各种移位表现。

（3）X 线检查可协助诊断。

（四）治疗原则及方案

牙脱位的治疗原则是保存患牙。

（1）部分脱位牙应在局麻下复位，结扎固定 4 周。术后定期复查。

（2）若为嵌入性脱位牙，应在复位后 2 周做根管治疗。对嵌入性脱位牙的年轻恒牙，任其自然萌出。

（3）根尖发育完成的完全脱位牙应立即做再植术，术后 3 ~ 4 周应做根管治疗。若就诊时牙脱位超过 2 h，应在体外完成根管治疗术后再行植入。

（4）年轻恒牙完全脱位，如就诊迅速或自行复位及时者，不要轻易拔髓，应定期观察。

十三、牙折

（一）概述

牙折是指由于粗暴外力直接撞击或牙在咀嚼时咬到硬物所导致的牙体组织折裂。

（二）临床表现

（1）冠折：折裂常限于冠部，可波及亦可不波及牙髓。

（2）根折：折裂限于牙根，波及牙髓。根据牙折程度，牙髓可出现暂时性活力丧失，对温度、电刺激不敏感，如有牙髓感染可伴牙髓炎症状，如自发痛等。患牙常有叩痛、松动，牙龈可有撕裂、出血。

（3）冠根联合折：常波及牙髓。

（三）诊断要点

（1）有外伤史。

（2）有典型的临床表现。

（3）X 线片有助于诊断根折，但由于牙折线的走向和 X 线投照角度的变化，X 线片不能显示全部病例。

（四）治疗原则及方案

治疗原则是尽量保留患牙，恢复牙体外形与功能。对于在治疗过程中保留活髓的患牙，追踪观察牙髓状况的变化。不能保存活髓的，应先行根管治疗。

（1）冠折：可根据缺损情况进行复合树脂修复术。

（2）根折：高位根折应尽早固定患牙，促进自然愈合。近颈缘的根折酌情做根管治疗后修复。

（3）冠根联合折：可做根管治疗，又具备桩核冠修复适应证的后牙冠根联合折，可以保留。对于不能保留的冠根联合折可拔除。

第三章 口腔黏膜病的诊疗

第一节 口腔黏膜感染性疾病

一、口腔单纯疱疹

（一）概述

单纯疱疹是由单纯疱疹病毒（HSV）所致的皮肤黏膜病。单纯疱疹病毒对人体的感染尤为常见，据统计，世界范围内约 1/3 的人群曾患复发性疱疹性口炎，而多数调查对象血清中有单纯疱疹病毒抗体存在，说明他们曾发生过或正在发生单纯疱疹病毒感染。一般认为，人类是单纯疱疹病毒的天然宿主，口腔、皮肤、眼、会阴、神经系统等为易受侵犯的部位。

1. 原发性疱疹性口炎

（1）本病多见于 6 岁以下儿童，尤其是 6 个月至 2 岁婴幼儿，多为初发。本病在成人中也不少见。

（2）口内任何部位的黏膜均可发病，以牙龈、上腭等角化良好的黏膜处好发。

（3）本病潜伏期 4～7 天，有明显前驱症状，如发热、头痛、疲乏不适、拒食、烦躁不安等。

（4）病损特征为在片状充血黏膜表面出现丛集成簇的针头至米粒大小的透明小水疱，疱薄易破，破后融合成较大的表浅糜烂面或溃疡面，表面覆有假膜，疼痛明显。

（5）患儿全口牙龈充血红肿，呈紫红色，轻触时易出血。

（6）本病有自限性，整个病程需 7～14 天。

2. 复发性疱疹性口炎

（1）本病在成人及儿童均可发生，成人多为复发，好发于口角、唇红缘等皮肤和黏膜交界处及鼻周。

（2）典型损害为充血发红的皮肤黏膜上出现直径 2～3 mm 的小水疱，疱壁薄、清亮，成簇分布，破溃后形成褐色痂或血性痂，若伴有感染则为灰黄色脓疱，愈后局部可遗留暂时性色素沉着。

（3）损害范围局限，可有灼痛感及瘙痒感，全身症状轻微。

（4）本病有自限性，病程约 10 天，愈后无瘢痕。

（5）遇诱因可复发。

（二）诊断

（1）原发性感染多见于婴幼儿，成人多为复发性感染。

（2）有典型的临床表现。

（3）用病毒分离与鉴定、直接病毒检测、血清学检查方法确诊。

（三）鉴别诊断

（1）疱疹型复发性阿弗他溃疡：多见于中青年，病损为散在分布的单个小溃疡，溃疡数量较多，病情反复，无前驱症状，好发于角化较差的区域，无口唇皮肤损害，全身症状轻。

（2）疱疹性咽峡炎：病损分布于口腔后部，为丛集成簇的小水疱，不久溃破成溃疡。全身症状和前驱症状多不明显，无牙龈损害。

（3）手足口病：多见于学龄前儿童，可流行或散发。全身症状轻，口腔黏膜、手掌、足底出现散在水疱、丘疹或斑疹，数量不等。

（四）治疗

1. 全身抗病毒药物治疗

（1）阿昔洛韦：适用于一般原发性感染患者。成人口服，每次 200 mg，每天 5 次，疗程 10 天。复发性感染患者，可静脉滴注，5 ~ 10 mg/kg，每 8 h 一次，疗程 5 天。

（2）利巴韦林：又名病毒唑。口服，每天 0.6 ~ 1.0 g，分 3 ~ 4 次服用；或肌内注射，每日 10 ~ 15 mg/kg，分 2 次注射。不良反应为口渴、白细胞减少等，妊娠期禁用。

（3）干扰素和聚肌胞：干扰素每天 1 ~ 2 次，肌内注射或皮下注射，用于复发频繁或免疫力低下的患者。聚肌胞每天 1 次或间日 1 次，肌内注射。

2. 免疫调节剂治疗

常用药物有胸腺素、转移因子（TF）、左旋咪唑片。

3. 局部用药

（1）0.1% ~ 0.2% 葡萄糖酸氯己定溶液、复方硼酸溶液漱口。

（2）5% 金霉素甘油糊剂或 5% 四环素甘油糊剂局部涂搽可缓解症状。0.5% 达克罗宁糊剂局部涂搽可止痛。

（3）3% 阿昔洛韦软膏局部涂搽，用于治疗复发性唇疱疹。

4. 物理疗法

可用氦 - 氖激光治疗。局部照射点功率密度 100 mW/cm^2，每处照射 60 s，照射 3 ~ 5 处；每次总照射 3 ~ 5 min，每天 1 次，共治疗 6 ~ 7 次。

5. 对症处理和支持疗法

（1）对症处理：包括抗感染、镇痛等，如全身使用抗生素。疼痛剧烈者局部用麻醉药涂搽。

（2）支持疗法：病情严重者应卧床休息，保证饮入量，维持体液平衡。进食困难者，可静脉输液，并补充 B 族维生素、维生素 C 等。全身应用肾上腺皮质类固醇时，能导致病毒感染扩散，故应绝对禁止。

二、口腔念珠菌病

（一）概述

口腔念珠菌病是念珠菌感染所引起的口腔黏膜疾病。由于广谱抗生素与免疫抑制剂的广泛使用，口腔念珠菌病日益常见。口腔念珠菌病按其病变部位可分为念珠菌性口炎、念珠菌性唇炎与念珠菌性口角炎。

（二）临床表现

1. 念珠菌性口炎

（1）急性假膜型念珠菌性口炎：可发生于任何年龄的人，但以新生儿最多见，发生率为 4%，又称鹅口疮或雪口病。新生儿鹅口疮多在出生后 2 ~ 8 天发生，好发部位为颊、舌、软腭及唇，损害区黏膜充血，有散在的色白如雪的柔软小斑点，并可互相融合为白色丝绒状斑片，严重者蔓延至扁桃体、咽部、牙龈。早期黏膜充血较明显，斑片附着不十分紧密，稍用力可擦掉，暴露出红的黏膜糜烂面及轻度充血。患儿烦躁不安、啼哭、哺乳困难，有时有轻度发热，少数病例可引起念珠菌性食管炎或肺念珠菌病，或并发幼儿泛发性皮肤念珠菌病、慢性黏膜皮肤念珠菌病。

（2）急性红斑型念珠菌性口炎：又称为萎缩型念珠菌性口炎、抗生素口炎、抗生素舌炎，多见于长期使用抗生素、激素者，且大多数患者患有消耗性疾病，如白血病、营养不良、内分泌紊乱或肿瘤化疗后等。某些皮肤病在大量应用青霉素、链霉素的过程中，也可发生此型念珠菌性口炎。本型主要表现为黏膜充血糜烂及舌背乳头呈团块萎缩，周围舌苔增厚。患者常有味觉异常或味觉丧失，以及口腔干燥、黏膜灼痛等表现。

（3）慢性肥厚型念珠菌性口炎：或称慢性增殖型念珠菌性口炎，多见于颊黏膜、舌背及腭部。其颊黏膜病损部位常见于口角内侧三角区，呈结节状或颗粒状增生，或为固着紧密的白色角质斑块，类似一般黏膜白斑。腭部病损可由义齿性口炎发展而来，黏膜呈乳头状增生。

（4）慢性红斑型念珠菌性口炎：又称义齿性口炎，损害部位常在上颌义齿腭侧面接触的腭、龈黏膜。黏膜呈亮红色水肿或有黄白色的条索状或斑点状假膜。

2. 念珠菌性唇炎

念珠菌性唇炎多发于 50 岁以上患者，一般发生于下唇，可同时有念珠菌性口炎或口角炎。糜烂型者在下唇红唇中部长期存在鲜红色的糜烂面，周围有过角化现象，表面脱屑；颗粒型者表现为下唇肿胀、泛红，唇红皮肤交界处常有散在突出的小颗粒。镜检念珠菌性唇炎糜烂部位的边缘鳞屑和小颗粒状组织，可发现芽生孢子和假菌丝。

3. 念珠菌性口角炎

念珠菌性口角炎常表现为两侧口角区的皮肤与黏膜发生皲裂，皲裂处有糜烂和渗出物，或结有薄痂，张口时疼痛或溢血，邻近的皮肤与黏膜充血。念珠菌性口角炎多发生于儿童、身体衰弱者和血液病患者。发生于儿童者唇周皮肤呈干燥状并附有细的鳞屑，伴有不同程度的瘙痒感。

（三）治疗

1. 局部药物治疗

（1）2% ~ 4% 碳酸氢钠溶液。用于哺乳前后婴幼儿漱口，轻症患儿病变在 2 ~ 3 天即可消失，但仍需继续用药数日，以预防复发。也可用本药在哺乳前后洗净乳头，以免交叉感染或重复感染。

（2）氯己定。选用 0.2% 氯己定溶液或 1% 氯己定凝胶局部涂布、冲洗或含漱。可与制霉菌素配伍成软膏或霜剂。

（3）西地碘。每次 1 片，含化后吞服，每天 3 ~ 4 次。

（4）制霉菌素。局部可用 5 万 ~ 10 万 U/mL 水混悬液涂布，每 2 ~ 3 h 一次，涂布后可咽下，疗程 7 ~ 10 天。

（5）咪康唑。散剂可用于口腔黏膜，霜剂适用于舌炎及口角炎，疗程 10 天。

此外，克霉唑霜及中成药西瓜霜、冰硼散等均可局部应用治疗口腔念珠菌感染。

2. 全身抗真菌药物治疗

（1）酮康唑。成人剂量为 200 mg，每天 1 次，口服，2 ~ 4 周为一个疗程。酮康唑可引起肝损害，有肝病史者应慎用。

（2）氟康唑。对口腔念珠菌感染的疗效优于酮康唑。首次 200 mg 顿服，以后每天 100 mg，连续 7 ~ 14 天。

（3）伊曲康唑。每天口服 100 mg。它可治愈 80% 以上的浅部皮肤黏膜真菌感染，其作用强于酮康唑。

3. 手术治疗

对于念珠菌性白斑伴轻度、中度上皮异常增生者，在治疗期间应严格观察，疗效不明显或为中度以上上皮异常增生，应考虑手术切除。

三、带状疱疹

（一）概述

带状疱疹是由水痘 - 带状疱疹病毒所引起的皮肤黏膜病，以沿单侧周围神经分布的簇集性小水疱为特征，常伴有明显的神经痛。可发生在任何年龄，春秋季多见，愈合后一般不再复发。

（二）诊断

根据特有的单侧皮肤－黏膜疱疹，沿神经支分布及剧烈的疼痛，一般可作出诊断。

（1）发病前可出现不同程度的头痛、困倦，持续 1～2 天可出现红色斑疹，然后出现成簇的透明水疱，如绿豆大小。

（2）发生在头面部者，沿三叉神经的一支或几支支配的皮肤或黏膜带状分布，疼痛剧烈，甚至愈合后疼痛仍持续一段时间。

（3）发生在口腔的水疱破裂后形成糜烂面或溃疡面，而发生在皮肤者则易感染而形成黄褐色的脓疱。

（三）治疗

（1）局部治疗：发生在口腔者可选用消毒防腐类漱口水含漱，如 0.1%～0.2% 氯己定溶液。对皮肤损害，则采用局部湿敷法以促进痂皮脱落和局部消毒。

（2）全身治疗：止痛药，如卡马西平 0.2 g，口服，每天 3 次。免疫调节剂，如转移因子 2～4 mL 皮下注射，以终止新水疱的发生。抗病毒药物，如阿昔洛韦 800 mg，口服，每天 5 次，用药 7～10 天为一疗程。神经营养药物，如维生素 B_1 10mg，每天 3 次，口服；维生素 B_{12} 0.15 mg，肌内注射，每天 1 次。

第二节　口腔黏膜变态反应性疾病

一、药物过敏性口炎

（一）概述

药物过敏性口炎是指药物经口服、肌内注射或局部涂搽、含漱等不同途径进入机体后，过敏体质者发生变态反应而引起的黏膜及皮肤的炎症反应性疾病。

（二）诊断

（1）发病前有用药史，且用药时间与发病时间的潜伏期符合。

（2）为突然发生的急性炎症。口腔黏膜红肿，有红斑、疱疹及大面积糜烂，渗出多。皮肤有圆形红斑、虹膜状红斑、疱疹及丘疹等病变。

（3）停用可疑致敏药物后，病损很快愈合。

（三）治疗

（1）首先找出可疑致敏药物，并立即停药。

（2）给予抗组胺药物，可选用氯苯那敏、氯雷他定等。

（3）10% 葡萄糖酸钙溶液加维生素 C 静脉注射，以减轻炎症反应。

（4）糖皮质激素的应用视病情轻重而定。

（5）为预防继发感染，必要时谨慎选用一种抗生素。

（6）口腔局部以对症治疗及预防继发感染为主：①用 0.1% 依沙吖啶溶液或 0.05% 氯己定溶液局部湿敷或含漱，病损局部涂抹抗感染、防腐、止痛药物（如糖皮质激素类软膏、中药养阴生肌散等）。②皮肤病损可用 2% 硼酸钠或生理盐水洗涤后，扑以消毒粉剂或涂以炉甘石洗剂、糖皮质激素类软膏等。

二、多形性红斑

（一）概述

多形性红斑又称多形性渗出性红斑，是累及黏膜、皮肤的一种急性渗出性炎症性疾病。发病急，具有自限性和复发性。黏膜和皮肤可以同时发病或先后发病。病损表现为多种形式，如红斑、丘疹、疱疹、糜烂及结节等。

（二）诊断

（1）口腔黏膜表现：发红、充血、水肿，极易出血，结厚痂，继发感染则形成脓痂，颊、舌、腭等处黏膜大面积糜烂，疼痛剧烈。

（2）皮肤损害：常对称性分布多，发生在颜面、头颈及四肢末端，有斑疹、丘疹、红斑合并水疱等多种形式，典型者为虹膜状红斑，即同心圆样病损。虹膜状红斑有诊断意义。

（3）重型者还可伴有眼、鼻、生殖器等多孔窍损害。

（4）实验室检查：可见嗜酸性粒细胞比例增高，红细胞沉降率（简称血沉）加快，可有白细胞计数增加。

（三）治疗

（1）支持治疗：重症者应卧床休息，保持水和电解质平衡。进软食，补充维生素。

（2）对症治疗：包括抗感染、镇痛等。

（3）糖皮质激素治疗：泼尼松 30 ~ 50 mg/d，口服，数日后逐渐减量。

第三节　口腔黏膜溃疡类疾病

一、复发性阿弗他性溃疡

（一）概述

复发性阿弗他溃疡（RAU），又称复发性口腔溃疡、复发性阿弗他口炎，具有周期性、复发性和自限性，灼痛感明显，为孤立的、圆形或椭圆形的浅表性溃疡，是最常见的口腔黏膜溃疡类疾病。其患病率为 20% 左右。

（二）临床表现

1. 轻型复发性阿弗他溃疡

轻型复发性阿弗他溃疡最常见，约占 RAU 的 80%。好发于唇、舌、颊黏膜等角化程度较差的区域，初起为细小红点，后扩大为圆形或椭圆形，表面覆有浅黄色假膜，溃疡中央凹陷，基底不硬，外周有约 1 mm 的充血红晕带，灼痛感明显。每次有 1~5 个孤立散在的溃疡，每个直径小于 10 mm。一般分为发作期和间歇期。发作期又细分为前驱期和溃疡期。前驱期有黏膜局部不适、触痛或灼痛感；约 24 h 出现白色或红色丘疹状小点，2~3 天上皮破损，进入溃疡期；再经 4~5 天红晕消失，溃疡愈合，不留瘢痕。发作期一般持续 1~2 周，有不治而愈的自限性。间歇期长短不一，因人而异，但一般初发的间歇期较长，此后逐渐缩短，直至此起彼伏、连绵不断。

2. 疱疹样型复发性阿弗他溃疡

疱疹样型复发性阿弗他溃疡又称口炎型口疮，好发部位与病程类似于轻型复发性阿弗他溃疡。溃疡小而多，散在分布，直径约 2 mm。黏膜充血、发红，疼痛较重，唾液分泌增加。可伴头痛、低热等全身不适、局部淋巴结肿大等症状，愈合后不留瘢痕。

3. 重型复发性阿弗他溃疡

重型复发性阿弗他溃疡又称复发性坏死性黏膜腺周围炎或腺周口疮。溃疡大而深，似"弹坑"状，直径可达 10 mm，深及黏膜下层直至肌层。周边红肿隆起，基底较硬，但边缘整齐、清晰。溃疡常单个发生或在周围有数个小溃疡。初始好发于口角，其后有向口腔后部（如咽旁、软腭、腭舌弓等部位）移行的趋势。发作期可为 1~2 个月甚至更长，也有自限性。溃疡疼痛较重，淋巴结肿大、头痛、低热等全身不适症状明显，愈后可留瘢痕。

（三）诊断

根据临床特征及复发性、自限性的病史规律可作出诊断。无论哪一型都有其共同特征，即红（周围红晕）、黄（黄色假膜）、凹（中央凹陷）、痛（疼痛明显）。四种特征都有或有其中几项，即可诊断并分型。对大而深且长期不愈的溃疡，需做活检明确诊断，以排除肿瘤的可能。

（四）治疗

1. 局部治疗

（1）镇痛类药物：0.5% 盐酸达克罗宁溶液，擦干溃疡面后用棉签蘸取涂布于溃疡处，或 2% 利多卡因液用于饭前漱口，有止痛作用。

（2）腐蚀性药物：可烧灼溃疡使蛋白凝固，形成假膜，促进愈合。如 10% 硝酸银溶液、50% 三氯醋酸溶液等。

（3）局部封闭：对经久不愈或疼痛明显的溃疡，可于溃疡部位行黏膜下封闭注射。用醋酸泼尼松龙混悬液25 mg/mL加等量的2%利多卡因液，每次0.5 ~ 1.0 mL，溃疡下局部浸润，每周1 ~ 2次，有镇痛与促进愈合作用。

（4）理疗：利用激光、微波等治疗仪或口内紫外灯照射，有减少渗出、促进愈合的作用。

2. 全身治疗

全身治疗以对因治疗、减少复发、促进溃疡愈合为主要原则。

（1）抗生素：症状严重并伴有全身发热者，可考虑应用广谱抗生素。

（2）糖皮质激素：如泼尼松片，每片5 mg，每天3次，每次10 ~ 30 mg，口服。镇痛控制后逐渐减量；或地塞米松片，每片0.75 mg，每天3次，每次0.75 ~ 1.5 mg，口服。

（3）免疫抑制剂：如环磷酰胺片，每片50 mg，每天2次，每次1/2片，口服；或硫唑嘌呤片，每片50 mg，每天2次，每次1/2片，口服，连服2周。

（3）免疫增强剂：①主动免疫制剂。如转移因子，每周1 ~ 2次，每次1 mL，注射于上臂内侧或大腿内侧皮下淋巴组织较丰富部位；左旋咪唑片，每片15mg，或每片25 mg，每天用150 ~ 250 mg，分3次口服，连续2天后停药5天，4 ~ 8周为一个疗程；胸腺素注射液，每支2 mg，每次1支，肌内注射，3个月为一个疗程。②被动免疫制剂。胎盘球蛋白、丙种球蛋白等，肌内注射，每隔1 ~ 2周注射1次，每次3 ~ 6 mL；胎盘脂多糖有抗感染、抗过敏反应作用，每次0.5 ~ 1.0 mg，每天1次，肌内注射，20天为一个疗程。

（4）中药：①中成药如昆明山海棠片，有良好的抗感染作用，使用中应注意血常规改变。每片0.25 mg，每天3次，每次2片，口服。②辨证施治，根据四诊八纲进行辨证。

（5）其他：针对病因治疗。可用H_2受体拮抗剂治疗胃溃疡；用谷维素、安神补心丸等稳定情绪、减轻失眠症状。

二、白塞病

（一）概述

白塞病又称贝赫切特综合征、口－眼－生殖器三联征，是累及全身多个系统的血管炎性疾病。其临床表现以口腔溃疡、生殖器溃疡、关节病、皮肤损害及其他系统疾病为特征。

（二）临床表现

（1）口腔溃疡：类似于轻型复发性阿弗他溃疡。

（2）眼疾：包括结膜炎、脉络膜炎、视网膜炎、虹膜睫状体炎、视神经乳头炎、前房积脓、视神经萎缩等，可有视力减退，甚至失明。

（3）生殖器溃疡：男性好发于阴囊、阴茎、龟头，亦可伴附睾炎。女性好发于大阴唇、小阴唇，亦可发生于阴道和子宫颈。溃疡表现与口腔溃疡相似。

（4）皮肤损害：结节性红斑、毛囊炎、面部疖肿、皮肤针刺反应阳性。

（5）其他：关节损害，主要累及大关节，表现为无游走性的关节疼痛；血管病变，如血管炎等；非特异性消化道溃疡和腹痛、腹泻；肺动脉瘤和肺梗死表现；脑膜炎、脑干综合征、器质性脑综合征；反复高热或低热等。上述症状相对少见。

（三）诊断

国际白塞病研究组提出，以下累计得分 ≥ 4 分即可诊断为白塞病：①复发性生殖器溃疡（2 分）。②复发性口腔溃疡（2 分）。③眼疾（2 分）。④皮肤损害（1 分）。⑤皮肤针刺反应阳性（1 分）。⑥血管病变（1 分）。⑦神经系统损害（1 分）。

（四）治疗

1. 局部治疗

口腔溃疡治疗方案同复发性阿弗他溃疡。

生殖器溃疡可用具有抗感染和清热解毒作用的药液，如高锰酸钾溶液坐浴等，每天数次。中药可用苦参 30 ~ 60 g 或蛇床子 30 ~ 45 g 煎汤熏洗外阴，洗后再用皮质散。

眼部炎症可采用有抗感染作用的眼药水、眼膏等。

2. 全身治疗

全身治疗以减少复发原则。可考虑采用糖皮质激素，如泼尼松；或用非甾体抗炎药物，如保泰松、吲哚美辛等；或用雷公藤总苷等中成药；或用转移因子等，适用于细胞免疫功能低下者。

有累及口腔之外其他系统者，应转相关科室治疗或请相关学科医生会诊。

下篇　护理篇

第四章　肛肠科护理

第一节　结肠癌患者的护理

结肠癌是消化道常见的恶性肿瘤之一，以 40 ～ 50 岁发病率高。在我国，结肠癌的发病率明显上升。

一、分型与分期

（一）组织学分型

显微镜下组织学常见分型：①腺癌。可进一步分为管状腺癌、乳头状腺癌、黏液腺癌、印戒细胞癌，其中管状腺癌为最多见的组织学类型。②腺鳞癌。肿瘤由腺癌及鳞状细胞癌构成，分化程度为中度至低度。③未分化癌。

（二）临床病理分期

国内一般应用 Dukes 改良分期方法，较为简单实用。

A 期：癌肿仅限于肠壁，未超出浆膜层。

可分为三期：A1，癌肿侵及黏膜或黏膜下层；A2，癌肿侵及肠壁浅肌层；A3，癌肿侵及肠壁深肌层，但未达浆膜。

B 期：癌肿穿透肠壁浆膜或侵及肠壁浆膜外组织、器官，无淋巴结转移。

C 期：癌肿侵及肠壁任何一层，但有淋巴结转移。

可分为两期：C1，淋巴结转移仅限于癌肿附近；C2，癌肿转移至系膜和系膜根部淋巴结。

D 期：癌肿有远处转移或腹腔转移，或广泛侵及邻近脏器而无法切除。

二、临床表现

结肠癌早期常无明显特异性表现，容易被忽视。进展后常可出现下列表现。

（一）排便习惯与粪便性状的改变

常为最早出现的症状，多表现为大便次数增多、大便不成形或稀便，当出现不全性肠梗阻时，可表现为腹泻与便秘交替出现。由于癌肿表面已发生溃疡、出血及感染，所以患者常表现为排血性、脓性或黏液性粪便。

（二）腹痛

腹部疼痛部位不确定，亦不剧烈，多表现为慢性隐痛或仅为腹部不适或腹部胀痛，易被忽视。当癌肿穿透肠壁引起局部炎症时，具有定位压痛及包块，腹痛常较明显；肠梗阻时，腹痛加重或出现阵发性腹部绞痛。

（三）腹部肿块

以右半结肠癌多见。肿块大多坚硬，位于横结肠或乙状结肠的癌肿可有一定活动度。若癌肿穿透肠壁并发感染，可表现为固定压痛的肿块。

（四）肠梗阻

多为结肠癌的中晚期症状。一般表现为慢性低位不全性肠梗阻，主要表现是腹胀和便秘，可伴腹部胀痛或阵发性绞痛，进食后症状加重。当发生完全性梗阻时，症状加剧，部分患者出现呕吐，呕吐物为粪样物。

（五）全身症状

由于患者长期慢性失血，癌肿表面溃烂、感染、毒素吸收等，可出现贫血、消瘦、乏力、低热等全身性表现。晚期可出现肝大、黄疸、腹腔积液及恶病质表现等。

三、常见护理诊断 / 问题

（1）焦虑、恐惧：与患者对癌症治疗缺乏信心，担心治疗效果及预后有关。

（2）营养失调：低于机体需要量　与恶性肿瘤高代谢及手术后禁食有关。

（3）知识缺乏：对诊断性检查认识不足，对术前肠道准备及术后注意事项（卧位、活动、饮食等）缺乏了解，缺乏大肠癌综合治疗、护理等方面的知识。

（4）潜在并发症：切口感染、吻合口瘘、肠粘连等。

四、护理措施

（一）术前护理

1. 心理护理

结肠癌患者对治疗及预后往往存在诸多顾虑，对疾病的康复缺乏信心。因此，术前应了解患者对疾病的认知程度，鼓励患者诉说自己的感受。根据患者的心理承受能力，与家属协商寻求合适的时机帮助其尽快面对疾病，介绍疾病的康复知识和治疗进展以及手术治疗的必要性，使其树立战胜疾病的信心，能积极配合治疗和护理。

2. 营养支持

术前鼓励患者进食高蛋白、高热量、高维生素、易消化的少渣饮食，如鱼、蛋、瘦肉及乳制品等，根据患者的饮食习惯制订合理的食谱，保障患者的饮食营养供给。必要时，根据医嘱给予少量多次输血、白蛋白等，以纠正贫血和低蛋白血症。若患者出现明显脱水及急性肠梗阻，应及早给予静脉补液，纠正体内水、电解质紊乱及酸碱平衡失调，提高其对手术的耐受力。

3. 肠道准备

1）饮食准备

①传统饮食准备。术前 3 天进少渣半流质饮食，如稀粥、面片汤等，术前 1 ~ 2 天起进无渣流质饮食，并给予番泻叶 6 g 泡茶或蓖麻油 30 mL 饮用，每天上午 1 次，以软化粪便，促进其排出。具体做法应视患者有无长期便秘及肠道梗阻等情况而定。②肠内营养。一般术前 3 天至术前 12 h 口服要素膳，每天 4 ~ 6 次。要素膳的主要特点是化学成分明确，无须消化，可直接被胃肠道吸收利用，无渣。此种方法既可满足患者机体的营养需求，又可减少肠道粪渣形成，同时有利于肠黏膜的增生、修复，保护肠道黏膜屏障，避免术后因肠道细菌移位引发肠源性感染等并发症。

2）肠道清洁

肠道清洁一般在术前 1 天进行。具体方法如下。

导泻法：①高渗性导泻。常用制剂有甘露醇、硫酸镁等。其在肠道几乎不被吸收，口服后使肠腔内渗透压升高，吸收肠壁水分，使肠腔内容物剧增，肠蠕动增加，从而达到导泻的目的。因此，口服高渗性制剂后，一定要在 1 ~ 2 h 饮水 1 500 ~ 2 000 mL，以达到清洁肠道的效果，否则易导致血容量不足。年老体弱、心肾功能不全和肠梗阻者禁用。②等渗性导泻。临床常用复方聚乙二醇电解质散溶液。聚乙二醇是一种等渗、非吸收性、非爆炸性液体，通过分子中的氢键与肠腔内水分子结合，增加粪便含水量及灌洗液的渗透浓度，刺激小肠蠕动增加，达到清洁肠道的作用。

灌肠法：可用 0.1% ~ 0.2% 肥皂水、磷酸钠灌肠剂、甘油灌肠剂及等渗盐水等。其中肥皂水灌肠由于护理工作量大、效果差、易导致肠黏膜充血等，已逐渐被其他方法取代。

3）口服抗生素

多采用不能被肠道吸收的药物，如新霉素、甲硝唑等，抑制肠道细菌，预防术后并发症。同时因控制饮食及服用肠道抗生素，维生素 K 的合成和吸收减少，需补充维生素 K。

（二）术后护理

1. 病情观察

术后严密观察生命体征变化，早期每半小时测量一次血压、脉搏、呼吸，待病情稳定后改为每 1 ~ 2 h 监测一次或根据医嘱给予心电监护，术后 24 h 病情平稳后可延长间隔时间。

2. 体位与活动

血压平稳后改半卧位，以利于腹腔引流。术后早期，鼓励患者在床上多翻身、活动四肢；术后 2 ~ 3 天病情许可的情况下，协助患者下床活动，以促进肠蠕动的恢复，减轻腹胀，避免肠粘连及下肢静脉血栓的形成。

3. 引流管的护理

要保持各引流管通畅，防止受压、扭曲、堵塞，严密观察引流液的颜色、性状及量并详细记录，发现异常及时通知医生。

4. 术后并发症的观察、预防及护理

1）切口感染

观察：术后监测患者体温变化及切口局部情况，如术后 3～5 天体温不但不降反而升高，局部切口疼痛、红肿，应警惕切口感染，要及时通知医生并协助处理。预防：保持切口周围清洁、干燥，换药时严格无菌操作，敷料浸湿后应及时更换；根据医嘱预防性应用抗生素。护理：若有感染，则应开放伤口，彻底清创，定时换药直至愈合。

2）吻合口瘘

观察：术后严密观察患者有无腹痛、腹膜炎、腹腔脓肿等吻合口瘘的表现。预防：积极改善患者营养状况；术后 7～10 天禁忌灌肠，以避免刺激手术切口和影响吻合口的愈合。护理：一旦发生，应立即报告医生并协助处理，包括禁食、胃肠减压、腹腔灌洗和引流，同时给予肠外营养支持。必要时做好急诊手术准备。

五、健康指导

（1）疾病预防。定期进行检查，包括粪便隐血试验、肠道内镜检查等，做到早发现、早诊断、早治疗；积极预防和治疗结肠的各种慢性炎症及癌前病变，如结肠息肉、结肠腺瘤、溃疡性结肠炎等；警惕家族性腺瘤性息肉病、遗传性非息肉病性结肠癌；保持饮食卫生，防止肠道感染；避免可诱发结肠癌的因素，多进食新鲜蔬菜、水果等纤维素含量高的饮食，减少脂肪摄入量。

（2）活动。参加适量体育锻炼，注意劳逸结合，保持良好的体质，以利于手术及术后恢复，预防并发症的发生。

（3）环境。建议患者戒烟，讲述吸烟对自己和他人的危害，保持环境卫生、空气清新。

（4）复查。每 3～6 个月门诊复查一次，行放、化疗的患者，要定期检查血常规，当出现血白细胞和血小板计数减少时，应暂停放、化疗。

第二节　直肠癌患者的护理

直肠癌是齿状线以上至乙状结肠与直肠交界处的恶性肿瘤，是消化道的常见恶性肿瘤之一。中低位直肠癌所占的比例高，约占直肠癌的 70%；30 岁以下的直肠癌患者比例高，占 12%～15%。

一、分型与分期

（一）组织学分型

腺癌：占75%~85%，癌细胞排列呈腺管或腺泡状，分为乳头状腺癌和管状腺癌。

黏液癌：由分泌黏液的癌细胞构成，癌组织内有大量黏液为其特征，预后较腺癌差。

未分化癌：癌细胞弥漫成片，呈团块状或不规则形，细胞较小，排列不整齐，形态较一致，预后差。

（二）临床病理分期

参照结肠癌分期。

二、临床表现

直肠癌早期多无明显特异性表现，仅有少量便血或排便习惯改变，易被忽视。当病情发展至癌肿破溃形成溃疡或感染时，才出现症状。

（一）直肠刺激症状

癌肿直接刺激直肠产生频繁便意，引起排便习惯改变，便前常有肛门下坠感、里急后重感、排便不尽感；晚期可出现下腹痛。

（二）癌肿破溃感染症状

此为直肠癌患者最常见的临床症状。80%~90%的患者在早期即出现便血；癌肿破溃后，可出现血性或黏液性大便，多附于大便表面；感染严重时出现脓血便。

（三）肠腔狭窄症状

癌肿增大和（或）累及肠管可造成肠腔狭窄，初始大便变形、变细，癌肿造成肠管部分梗阻后，可表现为腹胀、阵发性腹痛、肠鸣音亢进、排便困难等。

（四）转移症状

当癌肿穿透肠壁，侵犯前列腺、膀胱时可发生尿道刺激征、血尿、排尿困难等；侵犯骶前神经则发生骶尾部、会阴部持续性剧痛、坠胀感。女性直肠癌可侵犯阴道后壁，引起白带增多；若穿透阴道后壁，则可导致直肠阴道瘘，可见粪便及血性分泌物从阴道排出。发生远处转移时，可出现相应脏器的病理生理改变及临床症状。

三、常见护理诊断／问题

（1）焦虑／恐惧：与对癌症治疗缺乏信心及担心肠造口影响生活、工作有关。

（2）营养失调：低于机体需要量　与恶性肿瘤慢性消耗、手术创伤及放、化疗反应有关。

（3）知识缺乏：缺乏有关术前准备、术后注意事项及肠造口自我护理的知识。

四、护理措施

（一）术前护理

1. 心理护理

直肠癌患者往往对治疗存在很多顾虑，对疾病的康复缺乏信心。因此，护士应关心、体贴患者，指导患者及家属通过各种途径了解疾病的发生、发展及治疗、护理方面的新进展，树立其战胜疾病的勇气和信心。对需做结肠造口者，术前可通过图片、模型或实物等向患者解释造口的目的、部位、功能、术后可能出现的情况以及相应的处理方法，说明造口手术只是将排便出口由肛门转移到了腹部，对消化功能并无影响，只要学会如何护理造口，正确使用相关护理器材，保持乐观态度，不会影响工作和生活。必要时，可安排治疗有效的同种病例患者与之交谈，寻求可能的社会支持，以帮助患者增强治疗疾病的信心，提高其适应能力。同时，争取其家人及亲属的配合，从多方面给予患者关心及心理支持。

2. 营养支持

鼓励患者进食高蛋白、高热量、高维生素、易消化的少渣饮食，或根据医嘱给予肠内或肠外营养，并做好相应护理；也可少量多次输血、输白蛋白等，以纠正贫血和低蛋白血症。

3. 肠道准备

参照结肠癌患者术前肠道准备。

4. 阴道冲洗

女患者若肿瘤已侵犯阴道后壁，术前3天每晚需冲洗阴道。

（二）术后护理

1. 体位及活动

病情平稳后取半卧位，以利于呼吸和腹腔引流。术后早期，鼓励患者在床上多翻身、活动四肢，预防压力性损伤及下肢静脉血栓的形成；后期在病情许可的情况下，鼓励并协助患者下床活动，以促进肠蠕动的恢复，减轻腹胀，避免肠粘连。

2. 病情观察

术后严密观察患者生命体征的变化，根据病情定时监测或根据医嘱给予心电监护，待病情平稳后可延长间隔时间；同时，观察腹部及会阴部伤口敷料，注意有无渗血、渗液，若渗血较多，应估算渗出量并做好记录，及时通知医生给予处理。

3. 引流管的护理

①胃肠减压管一般放置48～72 h，至肛门排气或肠造口开放时可拔管。②留置导尿管。注意保持尿道口清洁，每日进行会阴护理1～2次；留置导尿管期间应保持导尿管通畅，避免扭曲、受压，并观察尿液的颜色、性状和量，若出现脓尿、血尿等，要及时处理；直肠癌术后导尿管放置时间一般为1～2周，拔管前先试行夹管，每4～6 h或患者有尿意时开放，以训练膀胱舒缩功能，防止排尿功能障碍。

③骶前腹腔引流管一般引流 5 ~ 7 天，引流量变少、色清后方可拔除，周围敷料湿透时要及时换药。

4.肠造口的护理

①造口开放前护理。肠造口周围用凡士林纱条保护，一般术后 3 天予以拆除，护理时要及时擦洗肠道分泌物、渗液等，外层敷料浸湿后及时更换，防止感染。同时观察造口黏膜血运情况，注意有无造口出血、坏死及造口回缩等。②造口袋的选择。根据患者情况和造口大小选择适宜的造口袋。乙状结肠或小肠单端造口患者，选用普通一件式或二件式造口袋；横结肠或结肠褛式造口患者，选用底盘足够大的造口袋。③造口袋的清洁。当造口袋内充满 1/3 ~ 1/2 的排泄物时，须及时更换清洁袋。用等渗盐水或温水清洁皮肤，擦干后涂上皮肤保护膜，以保护皮肤，防止局部炎症、糜烂；同时观察造口周围皮肤有无湿疹、充血、水疱、破溃等。④培养患者的自理能力。与患者及家属共同讨论进行造口护理时可能出现的问题及解决方法，并适时鼓励患者，增强其自信心，促使其逐步获得独立护理造口的能力；在进行造口护理时，鼓励家属在旁边协助，以消除其厌恶情绪。当患者及家属熟练掌握造口护理技术后，应进一步引导其自我认可，以逐渐恢复正常生活，参加适量的运动和社交活动。

5.造口及其周围并发症护理

①造口出血。少量出血时，可用棉球或纱布稍加压迫止血；出血多时，可用 0.1% 肾上腺素溶液浸湿的纱布压迫或用云南白药粉外敷。如肠系膜小动脉出血，应拆开 1 ~ 2 针黏膜皮肤缝线，寻找出血点加以钳扎，彻底止血。②造口缺血性坏死。往往发生在术后 24 ~ 48 h。造口术后 48 h 内，要密切观察造口血运情况，如发现造口黏膜呈暗红色或紫色时，应及时通知医生，并协助处理。③皮肤黏膜分离。对于分离表浅、渗液少的造口，用等渗盐水清洁后，可撒少许造口保护粉，用水胶体敷料保护后再用防漏膏遮挡并粘贴造口袋；如分离部分较深、渗液多，宜选用藻酸盐敷料填塞，再用防漏膏遮挡并粘贴造口袋。④粪水性皮炎。检查刺激源并去除原因，针对个体情况，指导患者使用合适的造口用品及采用正确的护理方法。

五、健康指导

（1）饮食指导：无须忌食，均衡饮食即可；多食新鲜蔬菜、水果；少吃易产生气体和气味大的食物。

（2）指导肠造口患者学会造口的自我护理及造口用品的正确使用方法。

（3）活动：为了保持身体健康及生理功能，可进行适度的运动，如游泳、跑步等，但要避免碰撞类及剧烈运动，如打篮球、踢足球、举重等。必要时在患者运动时要用造口腹带约束，以增加腹部支撑力。

（4）定期复查：出院后 3 ~ 6 个月复查一次，指导患者坚持术后治疗。造口患者最少应每 3 个月复诊一次，由造口治疗师评估肠造口有无改变。

第五章　母婴护理

第一节　分娩前后产妇的护理

一、产前准备

以下是一些建议准备的物品：①医院规定允许的必需品，通常包括产妇医疗记录、身份证件、保险卡，以及一些处方药物。②产妇的衣物和卫生用品，包括宽松的衣物、舒适的内衣、拖鞋，以及用于吸收恶露的卫生巾或卫生护垫。③食物，包括易于消化的食物（如粥或汤）、零食、矿泉水等。④婴儿用品。包括尿布、湿巾、棉球、衣服、帽子、包被、毛巾，以及用于喂食的奶瓶和奶嘴。⑤其他可能需要的物品，如手机充电器、笔记本和笔，以及用于放松和娱乐的书籍或音乐播放设备。

二、产后护理

（一）产后早期护理

1. 自然分娩的产妇

1）产后 2 h 内的护理

（1）监测健康状况：产妇分娩后，护士应监测产妇的体温、脉搏、呼吸、血压、阴道出血量，观察产妇是否出现口渴、呼吸困难、神志不清等异常情况，警惕产后出血、羊水栓塞等任何危及生命的情况。一旦发现异常，要第一时间做出处理。

（2）监测子宫收缩情况：绝大多数产后出血是由子宫收缩乏力引起的，胎儿过大、双胞胎、产妇有糖尿病史或生产时太疲惫等，都会引发产后出血。自然分娩后 2 h 内出血量达到 400 mL，24 h 内出血量达到 500 mL，就可被诊断为产后出血。为了预防产后出血的发生，医生通常会给产妇滴注缩宫素，促进子宫收缩。

（3）检查胎盘是否完整：一般而言，新生儿出生后 30 min 内，胎盘就会娩出，医生应仔细检查胎盘和胎膜是否完整。若胎膜残留少，且出血少，无须特别处理，可以等待其自行排出体外；若胎膜残留得多或出血多，要及时清宫。若胎盘不完整，也要做清宫手术。

（4）检查会阴伤口：若自然分娩时有会阴撕裂或侧切伤口，医生应在胎盘娩出后清洁伤口，并予以缝合。

（5）早接触、早吸吮、早开奶：医护人员擦洗和整体评估新生儿后，要将新生儿放到产妇身边与产妇亲密接触。还要让新生儿吸吮产妇的乳头，尽早吸吮乳头，可以使产妇体内分泌很多催乳素和催产素，以利于乳汁分泌，使新生儿尽快获得初乳的营养。当产妇授乳时，还可以促进子宫收缩，减少产后出血。母乳喂养时，产妇和新生儿持续、频繁的肌肤接触，有助于建立早期的亲子关系。

（6）若产后 2 h 内一切正常，将产妇和新生儿送回病房。

2）按压宫底，观察子宫复旧及恶露

胎盘娩出后，子宫圆而硬，宫底在脐下一横指，产后第 1 天略上升至平脐，以后每日下降 1 ~ 2 cm，至产后第 10 天降入骨盆腔内。住院期间，护士应每天定时了解产妇子宫复旧情况，通过按压宫底，一方面刺激子宫收缩，避免发生产后出血，另一方面可以促进宫腔内恶露的排出，有助于子宫恢复。

恶露排尽是一个渐变的过程，一般产后 3 ~ 4 天恶露多为鲜红色，并夹杂一些小血块和脱落组织，称为“血性恶露”；产后 3 ~ 4 天，恶露会逐渐变为淡红色，称为“浆液恶露”，持续 10 天；之后随着浆液慢慢变少，恶露颜色会逐渐泛白，称为“白色恶露”，这是恶露即将排尽的前兆，通常 3 周会完全干净。产妇在更换卫生巾时，要留意出血量，若出血量过大或有血块等，要及时告诉医生，以免发生产后出血，危及健康甚至生命。

3）定时测量体温

产后要定时测量体温，尤其是分娩后 24 h 内，需要每隔 2 ~ 3 h 测量 1 次，随时关注体温变化。产妇体温多数在正常范围内，在产后 24 h 内会比平常略高，一般不超过 38℃，可能与产程较长导致过度疲劳有关，休息充足后，体温会逐渐恢复正常。一旦体温超过 38℃ 要警惕产褥感染。由于机体免疫力降低，或分娩过程出现了胎膜早破、产程延长、产前产后出血等状况，导致生殖道受到病原体侵袭，引起局部或全身感染。若产后发热，要及时通知医生查明病因、对症治疗，以免引发产后并发症。产妇会因乳房血管、淋巴管极度充盈出现乳房肿大，伴有发热，称为泌乳热。产后 3 ~ 4 天出现的发热也有可能与泌乳热有关。泌乳热一般持续 4 ~ 16 h 降至正常，不属于病态，但需要排除其他原因，尤其是产褥感染引起的发热。

4）会阴及会阴伤口护理

住院期间，护士应定时为产妇冲洗和护理会阴，并观察会阴伤口情况。产妇出现伤口剧烈疼痛、血液渗出或其他任何不适症状，都应及时告诉医护人员。撕裂伤或侧切伤口通常 7 ~ 10 天愈合。在此期间，要勤换卫生巾，以保持会阴部清洁、干燥。需要注意的是，大小便时切勿太用力，以免撑破伤口，尤其便后要用流动清水清洁外阴，清洗时，由前向后清洗，避免感染。

5）排尿与排便

由于膀胱麻痹和伤口疼痛的影响，有的产妇可能出现产后无法自主排尿的情况，严重的甚至会出现尿潴留。尿潴留是很常见的产后并发症，由于产妇自身往往察觉不到，若不加以重视，可能导致尿道感染、产后出血增多、膀胱破裂等。因此，产妇产后一定要有意识地尽早去排尿。一般产后 4 ~ 6 h 就要排尿。产妇可以少量多次喝水、听流水声、热敷膀胱，来辅助第 1 次排尿的顺利完成。若经上述方法排尿仍不畅，可能需要插导尿管予以辅助。

产后第 1 次排便会相对较晚，通常在产后 2～3 天。卧床休息、食物中缺乏维生素、肠蠕动减弱、盆底肌张力降低等原因容易引起便秘。为了保证排便顺利，产妇可以多吃蔬菜、及早下床活动，预防便秘。

6）循序渐进补营养

产后 1 h 鼓励产妇进流质饮食或半流质饮食，第 1 餐以小米粥、蛋花汤等易消化的食物为主，然后逐渐增加蛋羹、青菜、面条等清淡的饮食；开奶之后，应多进食富含蛋白质的食物，可以适当喝鱼汤、鸡汤，同时适当补充维生素和铁剂，推荐补充铁剂 3 个月。需要注意的是，产后切勿立即大补，否则很容易阻塞乳腺管，影响泌乳。尤其是千万不要为了催奶，喝太油腻、太浓、脂肪太多的汤，这样不仅影响产妇食欲，还容易引起新生儿腹泻。

7）适当下床活动

产后应尽早开始适宜的运动，这不仅可以促进产妇血液循环，防止静脉血栓形成，还有利于肠蠕动，促进大便通畅，防止便秘。自然分娩的产妇，产后 6～12 h 可遵医嘱尽早下床活动，如缓慢地散步，产后第 2 天可在室内随意走动，会阴有伤口的产妇可以适当推迟活动时间，鼓励先在床上适当活动。产后身体通常比较虚弱，突然站起可能会感到眩晕，因此起身时动作要缓慢，最好由家人搀扶。此外，产后应避免长时间站立、久蹲或做重活，以防子宫脱垂。

8）及时开奶

尽早让新生儿吸吮乳头，可以促进泌乳。通常产后第 1 天，乳房会分泌少量初乳，即黏稠、略带黄色的乳汁。初乳中含有低聚糖、大量的抗体，以及丰富的营养，既能提高新生儿的免疫力，又能保证新生儿的营养需求。因此，产后应及早让新生儿吸吮乳头。大多数自然分娩的产妇会在产后 3 天内泌乳，这个阶段不用担心乳汁量的问题。只要新生儿体重下降不超过出生体重的 7%，就无须着急添加配方奶，而应坚持让新生儿吸吮乳头，刺激泌乳。

2. 剖宫产的产妇

1）产后 2 h 内的护理

一般而言，剖宫产产后 2 h 内的护理与自然分娩一样，都要密切监测健康状况、子宫收缩情况，检查胎盘是否完整及恶露排出情况。不同的是，剖宫产需要较长时间进行伤口缝合，医护人员会在伤口缝合的同时，进行产后最初 2 h 的观察。分娩后 2 h 内最容易发生产后出血，一旦身体有任何异常情况，要及时告知医生，以免延误治疗。

2）按压宫底，观察出血量

产后 2～24 h 也会有产后出血的可能，家人要注意密切观察，一旦发现异常，要及时告诉医生。一般而言，剖宫产产后 24 h 内出血量达到 1 000 mL，可被诊断为产后出血。与自然分娩相比，剖宫产产妇没有经历宫颈口扩张的过程，因此需要注射缩宫素和按压子宫促使恶露排出。

3）定时测量体温

与自然分娩一样，产妇进行剖宫产后，护士也要时刻关注产妇体温，一旦出现发热症状，应立即通知医生。

4）腹部伤口护理

术后医生应用无菌敷料覆盖伤口，并在伤口上放置沙袋或绑上收腹带，防止出血和帮助子宫收缩。术后 24 h 后会进行伤口换药，并观察伤口情况。若伤口没有渗血、渗液，不需要每日更换敷料，在住院期间可更换 2 ~ 3 次，切口感染者除外。现在多数的腹部伤口都是采用可吸收线缝合，不需要拆线，如无异常情况，术后第 3 天就可以出院，在出院前会再次更换敷料，若需要拆线，就要等到术后第 5 ~ 7 天。若腹部伤口出现瘙痒等不适，不能随意用手抓挠，以免引起伤口感染。剖宫产后，表皮伤口在 5 ~ 7 天可以愈合，但子宫等重要器官的损伤愈合时间会比较慢，完全恢复正常解剖形态和功能需要 6 ~ 8 周。术后麻醉药效消失，伤口会有明显的疼痛。若疼痛难忍，可在咨询医生后使用镇痛泵缓解。镇痛药物使用剂量一般不会太大，不用担心会对母乳喂养产生影响。

5）多翻身

剖宫产的产妇，通常产后 24 h 后才可以下床活动，但是为了促进恶露排出，除按压子宫外，产后 6 h 后需采取侧卧位，并经常左右翻身，避免恶露淤积在子宫内引发感染。剖宫产手术时使用的麻醉药物会减缓胃肠道蠕动，从而引起不同程度的腹胀，多翻身还可以促进肠道蠕动，有助于肠道内的气体尽快排出。注意翻身时，动作要轻缓，避免刺激到伤口。

6）尽早排尿、排气

（1）排尿：剖宫产术前会留置导尿管，一般会在术后 24 ~ 48 h 拔掉。产妇在拔掉尿管的 4 ~ 6 h 应排尿，若排尿困难，要及时告知医生。为避免发生尿路感染，产妇要适量喝水，及时排尿。要注意的是，术后第 1 次上厕所，会因伤口疼痛难以下蹲，最好有家人在旁协助，以免牵拉伤口。

（2）排气：剖宫产作为一种腹部手术，最重要的是产后排气，排气也就意味着肠道功能基本恢复。一般而言，剖宫产术后 24 ~ 48 h，会完成排气。虽然通常剖宫产产后 24 h 后才可以下床活动，但若产妇意识清醒，四肢肌张力恢复正常，伤口和身体其他方面都没有问题，可以尽早下床走动，以更好地促进子宫收缩，促进排气，预防手术后的各种并发症。千万不要因为伤口疼痛而拒绝活动，否则很容易造成肠粘连等产后问题。

7）进食

通常认为，腹部手术的进食要求是排气后才能进食，但专家建议营养状况良好、无胃肠道并发症、手术顺利、无手术并发症的剖宫产产妇宜尽早进食。

术后 6 h 内严格禁食。为了避免产妇在麻醉期正常生理反射恢复之前，发生呕吐或吸入性肺炎等，通常于术后 6 h 麻醉作用消失后再进食。若产妇口渴，可以用棉签蘸水润唇。

术后 6 ~ 8 h 后进食少量流质饮食。麻醉作用消失后，虽没有排气，但可进食少量不含糖、奶的流食，比如藕粉、米汤，100 ~ 150 mL 的量为佳，可以隔 2 ~ 4 h 吃 1 次。

成功排气后，孕妇就可以开始吃富含蛋白质和维生素的食物，术后 1 ~ 2 天的食物以蛋羹、稀饭、面条类为主，排气之后就可以慢慢过渡到正常饮食。

8）哺乳

与自然分娩相比，剖宫产后泌乳较慢。同样，只要新生儿健康，且体重下降不超过出生体重的 7%，就不需要额外添加配方奶。一般而言，剖宫产手术常用的抗生素等药物，不会影响母乳喂养。剖宫产后产妇哺乳时，可以尝试侧躺或半躺姿势，若还是不舒服，可以请家人帮忙抱着新生儿。注意，一定要避免新生儿碰到产妇腹部伤口，以免造成二次损伤。

（二）产褥期的护理

1. 会阴护理

产后恶露会增加会阴感染的风险。若恶露清理不及时，很可能会滋生细菌，造成阴道感染。因此，产后要重视会阴的清洁护理，以免患上阴道炎、子宫颈炎或盆腔炎等妇科疾病。会阴护理最重要的是保持会阴清洁和干燥，每天应冲洗 1 ~ 2 次。应使用由开水放凉的温开水，而不是在开水中掺入冷水后进行冲洗，以防未经高温消毒的冷水中含有的细菌进入阴道造成感染。准备专门清洗会阴的毛巾和水盆，且每次清洗完毕要对这些物品进行消毒，并在阳光下晒干。尽量用流动的水冲洗（可用小水杯舀温开水），若条件不允许，可用温湿毛巾轻轻擦洗，要从前向后擦，避免肛门附近的细菌进入阴道引发感染。清洗完毕，要用干毛巾或干净的纸巾将会阴擦干，保持干燥。每次如厕后，也要用清水从前向后冲洗，避免细菌感染。

2. 个人卫生护理

产后 1 周内，产妇体内潴留的液体会通过皮肤排泄，在睡眠时更明显，醒来时会满头大汗，俗称"褥汗"，这是正常的生理现象。因此，产妇要经常擦洗，保持皮肤清洁、干燥，这样不仅能够保持个人卫生，且有利于产后恢复。自然分娩且体质较好的产妇，可以在产后 2 ~ 5 天根据自身情况洗头、洗澡；若是剖宫产，洗澡时间要根据伤口愈合情况以及医生的建议确定。每次洗澡时间以 5 ~ 10 min 为宜，时间太长，会因浴室空气不流通、温度高，引起头晕、胸闷等。采用淋浴的方式，严禁盆浴，避免引起阴道感染。因会阴有伤口不能淋浴者，可以选择擦浴。此外，洗澡时应控制室温和水温，洗完澡后要尽快擦干头发和身体，避免着凉。

3. 口腔护理

每天坚持刷牙，是保持口腔健康的关键。但是，有不少产妇被"产后刷牙会让牙齿变松，会掉牙齿"的说法吓到，以至于整个月子期间不敢刷牙。这种说法并没有科学依据，月子里不刷牙，反而会影响牙齿的健康。若长时间不刷牙，口腔很容易滋生细菌，易引起牙周炎、牙龈炎和龋齿等口腔疾病。因此，月子期间要重视口腔卫生，除了早晚刷牙，每次进食后也要漱口。建议产后保持刷牙习惯，选择软毛牙刷，动作要轻柔，以免刺激或损伤牙龈，每次刷牙最好用温水。

4. 乳房护理

产后半小时内可开始哺乳，刺激泌乳。产后第 1 ～ 3 天开始，泌乳量会逐渐增加，产妇应学会正确护理乳房及哺育新生儿的方法。乳房应经常擦洗，保持清洁、干燥。哺乳期建议使用棉质乳罩，大小适中，避免过松或过紧。每次哺乳前应用清水将乳头洗净并清洗双手，柔和地按摩乳房，刺激泌乳反射。乳头处如有痂垢，应先用油脂浸软后再用温水洗净，切忌用乙醇等擦洗，以免引起局部皮肤干燥、皲裂。哺乳时应让新生儿吸空乳房，当乳汁充足尚有剩余时，应用吸乳器将剩余的乳汁吸出，以免乳汁淤积影响乳汁分泌，同时可以预防乳腺管阻塞、乳腺炎等情况。

5. 产后保暖

产妇产后身体虚弱、抵抗力下降，身体调节能力较差，因此保暖很重要。但是切勿过度保暖，尤其是夏季，否则极容易引起中暑，反而不利于身体恢复。若天气炎热，可以开空调，使室温保持在 26 ℃左右，注意空调风不要直吹产妇和新生儿，以免着凉。产褥期要注意通风换气，保持室内空气流通。开窗时，产妇和新生儿可以先转移到其他房间，待通风结束关好窗后再返回房间。

6. 饮食护理

产褥期的饮食以清淡为主，应食用温补、营养、易消化的膳食，滋补汤水和蔬菜合理搭配，切忌食用生冷、油腻和不易消化的食物，避免香精或重口味调料。注意荤素搭配，切忌一味地大补，产妇刚完成生产，胃肠功能尚未完全恢复，在这时候就一味进补，对产妇的身体会造成一定的负担，进而影响泌乳，还容易导致新生儿腹泻。除进食鸡汤、鱼汤、骨头汤等温补食物外，还应进食蔬菜、水果等，以改善食欲，同时预防产后便秘。若担心蔬菜、水果性凉，在烹饪蔬菜时可以加些姜丝，水果选择温性水果，如苹果。产后也需补充优质蛋白质，可适当进食牛奶、肉类、蛋类及豆制品，并多食用一些汤菜，做到干稀搭配、荤素搭配，保证母乳喂养需求。产褥期，产妇的饮食应做到少食多餐，一般以每天 4 ～ 5 餐为宜。

（三）产后心理护理

1. 产后心理历程

根据鲁宾的研究结果，产褥期产妇的心理历程通常包括以下 3 个时期。

（1）依赖期：产后前 3 天。此期产妇想要照顾新生儿的需求需要通过别人来满足，如安抚啼哭的新生儿以及给新生儿哺乳、沐浴等，同时喜欢用语言表达对新生儿的关心，乐于谈论自己妊娠和分娩的感受。因此，较好的妊娠和分娩经历、满意的产后休息、营养丰富的月子餐和及早频繁地与新生儿的目视及身体接触将有助于产妇较快地进入下个时期。在依赖期，丈夫及家人的关心帮助，医护人员的悉心指导对产妇的心理调适极为重要。

（2）依赖-独立期：产后3~14天。该阶段产妇表现出较为独立的行为，开始注意周围的人际关系，主动参与学习护理新生儿。这一时期产妇容易产生压抑情绪，可能由分娩后感情脆弱、作为母亲过多的责任感、痛苦的妊娠和分娩过程、糖皮质激素和甲状腺素处于低水平等因素造成。严重者表现为哭泣，对周围漠不关心，拒绝哺乳和护理新生儿。这个阶段，应加倍地关心产妇，及时提供心理护理和帮助，鼓励其表达自己的心情并与其他产妇交流，提高自信心和自尊感，促进其接纳新生儿、接纳自己，缓解抑郁状态，平稳地度过这一时期。

（3）独立期：产后2周至1个月。新的家庭形成，产妇、家人和新生儿已成为一个完整的系统，形成新的生活形态。产妇与家人共同分享欢乐和承担责任，开始逐渐恢复到分娩前的家庭生活。但是，这个时期初为父母的夫妻两人会承受更多的压力，也会出现兴趣与需要、事业与家庭间的矛盾，以及哺育孩子、承担家务及维护夫妻关系等各种角色的矛盾。

2. 产后心理调适

（1）放下过高的自我要求：不要求自己在短时间内就成为一个"完美妈妈"，尤其是产后最初几天，产妇的首要任务是休息。

（2）寻找支持与帮助：产后初期，为了尽快适应新生活，以及保持心情愉悦，可以请自己信赖的人帮忙照顾新生儿，以免因育儿观念、生活习惯的不同而产生分歧。

（3）试着从新生儿身上寻找快乐：产妇不妨尝试从可爱的新生儿身上寻找快乐，多给新生儿做抚触，经常与新生儿交流情感，树立照顾和哺育新生儿的信心。

（4）及时发泄情绪：不管是伤心还是气愤，都应用合理的方式把情绪发泄出来，把自己的情绪、担忧和想法告诉家人，让家人和朋友陪伴自己渡过难关。切勿强行压制，以免使心情更加抑郁，或引发更大的家庭矛盾。

（四）产后运动锻炼

虽然产褥期产妇要注意休息，但休息并不等于"不下床"，合理的休息配合适量的运动不仅有利于子宫修复、促进胃肠蠕动、预防产后便秘，还能促进盆底肌肉收缩和修复，预防子宫脱垂、小便失禁。

1. 产褥期的运动

产褥期，产妇全身各个系统的变化很大，子宫内有较大的创面，身体未完全康复。该阶段运动以促进子宫收缩及恢复，帮助腹部肌肉、盆底肌肉恢复张力为主，可以进行腹式呼吸、凯格尔运动以及肌肉、筋膜的激活运动。这些运动最好在床上完成，从最简单的运动做起，根据自己的身体状况决定运动量的大小，以不累不痛为原则。开始时每次 15 ~ 20 min，每天 1 ~ 2 次，以后视身体情况逐步增加运动量。

自然分娩的产妇，在分娩后 6 ~ 12 h 即可下床活动，如起床大小便、扶床行走等。剖宫产的产妇术后平卧 6 h 后可以翻身、侧卧，术后 24 h 可以坐起来，并可以尝试在床边活动。

产后健身操可促进腹部、盆底肌肉张力的恢复，避免腹部皮肤过度松弛，预防尿失禁、膀胱膨出及子宫脱垂。产妇可根据自身情况，按运动量从小到大，运动强度从弱到强的原则循序渐进地练习。一般从产后第 2 天开始，每 1 ~ 2 天增加 1 节，每节操开始时每个动作做 2 次，逐渐增加到 8 ~ 10 次，每天做 2 次健身操。产后健身操具体内容如下。

第 1 节：深呼吸运动。仰卧，两臂伸直放在体侧，用鼻深吸气，然后张口慢呼气，8 ~ 10 次 / 组。

第 2 节：提肛运动。仰卧，两臂伸直放于身旁，进行收缩肛门动作，每次 5 s，10 次 / 组，5 组 / 天，至产后 4 ~ 6 个月。

第 3 节：踝关节运动（踝泵运动）。仰卧，两臂伸直放于身旁，两踝关节交替屈伸和交替旋转；各 8 ~ 10 次 / 组。

第 4 节：膝关节运动。①自然分娩者。仰卧，两臂伸直放于身旁，两膝关节轮流屈伸；配合呼吸，8 ~ 10 次 / 组，2 周后，并腿腾空屈伸。②剖宫产者。仰卧，两臂伸直放于身旁，两膝关节轮流屈伸；配合呼吸，8 ~ 10 次 / 组，2 周后，并腿屈伸；4 周后，并腿腾空屈伸。

第 5 节：骨盆运动。仰卧，配合呼吸，使臀部上抬（桥式运动），每次持续 3 s，8 ~ 10 次 / 组。

第 6 节：仰卧起坐。屈膝仰卧，配合呼吸，使身体升起离地 10 ~ 20 cm 后，收紧腹部肌肉并稍停顿，然后慢慢将身体下降回原位，重复以上动作。

第 7 节：俯卧放松运动。哺乳以后，下腹部垫一枕头，俯卧 30 min，共 2 次（剖宫产者术后 1 周后进行）。坚持至 42 天（剖宫产者增至 56 天）。

不要在饭前或饭后 1 h 内做操。运动有出血或不适感时，应立即停止。运动后出汗，要及时补充水分。剖宫产、会阴有伤口的产妇可先进行深呼吸运动，其他运动待伤口愈合后再逐渐进行。运动前先进行哺乳，避免运动中乳房受到挤压，发生堵奶的情况。

2. 产褥期后的运动

这一阶段，产妇的生殖系统（除乳腺外）已经基本恢复至孕前状态，而腹直肌、盆底肌以及关节韧带松弛尚未恢复。此时最好逐步进行全身肌肉力量的恢复训练，并加强腹部和盆底肌锻炼。产褥期结束后，产妇应进行盆底功能检查，以及骨盆稳定情况、腹直肌分离等项目的评估，根据评估结果及个人体能，制订相应的运动方案。产后盆底肌锻炼尤为重要，可以避免压力性尿失禁，即避免在咳嗽、大笑、打喷嚏或用力时出现漏尿，还可以改善盆腔内器官脱垂的情况，如阴道松弛、阴道壁膨出、子宫脱垂等。产后 6 周至产后 1 年是盆底肌功能恢复的最佳时期，可以应用阴道哑铃结合凯格尔运动进行锻炼。除此之外，专业的盆底肌修复也不容忽视，产妇可以到医院的产后盆底肌康复门诊借助专业的仪器设备对盆底肌进行主动性或被动性训练。

（五）早产注意事项

1. 早产的高危人群

只要符合以下任意一种情况，就属于早产的高危人群，需要进行早产预防咨询：①流产≥ 2 次。②既往妊娠早产。③双胎或多胎妊娠。④低龄或高龄孕妇（年龄＜ 17 岁或≥ 35 岁）。⑤辅助生殖技术助孕。⑥有子宫颈手术史。⑦有多次宫腔手术史。⑧体重指数（BMI）≤ 18.5 或者孕前体重＜ 45 kg。⑨妊娠间隔过短（＜ 6 个月）。⑩存在子宫畸形，如先天性子宫畸形、巨大或多发黏膜下子宫肌瘤。⑪妊娠合并免疫性疾病，如抗磷脂综合征、系统性红斑狼疮等。⑫心理问题，如情绪容易焦虑或抑郁。

2. 早产临产

早产临产有以下表现：①出现规律的宫缩，伴子宫颈管进行性缩短。②宫口扩张 1 cm 以上。③子宫颈缩短≥ 80%。

3. 早产预防

（1）重视第一次产检：测出怀孕后，一定要第一时间做检查。医生会根据孕妇的身体情况，评估是否存在早产、贫血或血型不兼容等问题。检查时，一定要告知医生病史与服药史，方便医生作出准确的判断。

（2）定期产检：每次产检都非常重要，一定要一次不落地做好产前检查，提前筛查出孕妇、胎儿存在的健康问题，判断胎儿的发育情况是否良好及是否有早产风险。

（3）留意自身健康：若孕妇有肥胖、高血压、糖尿病、甲状腺相关等问题，也很容易带来早产风险。若医生建议用药，一定要按照医生的建议进行服药控制。

（4）有早产现象要立即就医：妊娠 37 周前，出现不规律宫缩、下腹部疼痛、阴道出血等早产症状，应该立即就医，医生应想办法延迟分娩或尽可能提高早产儿的存活机会。

（5）保持健康的生活方式：保证充足的休息和睡眠，放松心情。进行适当的运动，但不要进行剧烈运动，以免引起子宫收缩。均衡摄入营养丰富的食物，不吃过咸的食物，以免导致妊娠期高血压疾病。不从事会挤压到腹部的劳动，不提重物。保持外阴清洁，防止阴道感染。此外，吸烟、大量饮酒会增加早产的风险，二手烟危害也很大，孕妇要远离烟酒。

4. 早产儿常见健康问题

（1）呼吸问题：由于早产儿的肺发育不成熟，肺泡表面缺乏一种表面活性物质，不能使肺泡很好地保持膨胀状态，导致早产儿呼吸困难、缺氧，称为新生儿呼吸窘迫综合征。

（2）消化问题：早产儿的吸吮能力差，吞咽反射弱，胃容量小，容易吐奶和呛奶，而且胃肠功能不成熟，胃酸少、肠黏膜渗透性高、肠道抵抗能力弱，因此容易发生坏死性小肠结肠炎。此外，早产儿肝脏代谢功能不成熟，黄疸程度较重，持续时间较长。

（3）体温调节问题：早产儿体温调节功能较弱，不能很好地随外界温度变化保持正常的体温。早产儿多见低体温。

（4）感染：早产儿不仅比成熟儿更容易发生感染，而且感染更为严重。由于感染症状不典型，常常容易被忽视。早生儿常见的感染是肺部感染及脐部感染。除此之外，早产儿患皮肤感染、败血症、化脓性脑膜炎的概率也较正常新生儿高。

因为存在上述健康问题，早产儿不能像健康的新生儿一样，在产房观察 2 h 后即可随产妇一起回到病房享受亲人的爱护，而是会被送到新生儿科的重症监护室。新生儿科重症监护室实行全封闭式管理，早产儿由医护人员 24 h 监护，直至治愈出院。

5. 早产院外护理

（1）早产儿的护理：早产儿出院后，仍然要格外小心地加以护理。首先，为防止感染，要减少探访人次，除主要照顾者外，尽量不让外人抱早产儿，尤其注意脐部护理。其次，早产儿出生 2 周后需服用鱼肝油，满月后要检查有无贫血。此外，早产儿由于血浆白蛋白偏低，肝脏代谢功能不成熟，黄疸程度较重，持续时间较长，产妇应学会辨别是母乳性黄疸还是病理性黄疸，若怀疑是病理性黄疸应及时就医。妊娠 30 周以前出生的早产儿患视网膜病变的概率较高，满月后应做眼底检查，及时发现和治疗病变，避免影响视力。

（2）产妇的心理支持：由于早产是出乎意料的，产妇大多没有精神上和物质上的准备，自责和内疚感，以及产后的无助感尤为显著。因此，丈夫、家人和医护人员提供的精神支持尤为重要。让产妇了解早产的发生并非她的过错，及时安慰和开解能帮助产妇重建自信心，以良好的心态担任起早产儿母亲的角色。

第二节　婴儿的喂养护理

一、母乳喂养

（一）母乳喂养的原则

每个哺乳期女性都有母乳，这与乳房大小、分娩方式均无关，也不关乎任何遗传因素。母乳喂养成功的原则是"三早"，即早接触、早吸吮、早开奶，以及按需哺乳。

1. 早接触

新生儿出生后 30 min 内，在母婴情况允许的前提下，产妇应该尽早开始与新生儿进行皮肤接触。可以将新生儿放置在产妇胸部，让其本能寻找乳头并开始吸吮。在分娩后 1 ~ 2 h 母婴的情感交流十分重要。

2. 早吸吮

产后 30 min 是早吸吮的黄金时间。新生儿应在出生后 30 min 内开始吸吮乳头；剖宫产的新生儿应在出生后 1 h 内进行吸吮。早期频繁吸吮，可以帮助新生儿巩固吸吮反射，强化本能行为；对产妇来说，早吸吮有利于排乳反射的建立，有助于乳汁的分泌。新生儿的吸吮刺激，可从产妇的乳头传入大脑，促使脑垂体释放催乳素。在催乳素的作用下，产妇的乳腺细胞会开始分泌乳汁。

3. 早开奶

通过早接触、早吸吮，新生儿可以获得富含蛋白质、维生素和微量元素等营养价值极高的初乳。产妇珍贵的初乳对新生儿及以后的健康都大有裨益。

同时，新生儿频繁地吸吮，可以帮助产妇减轻涨奶症状并加快乳汁的分泌。要想在哺乳期奶水充足，一定不要忘记在新生儿出生后 4 ~ 8 天进行频繁哺乳，这样能够促进母乳量迅速增加。

4. 按需哺乳

按需哺乳就是哺乳期女性按照新生儿的需要哺乳。新生儿饿时或者哺乳期女性涨奶时就可以哺乳。尤其是在新生儿期，哺乳次数和间隔时间都不必受限制。按需哺乳有着重要的意义，不仅可以保证新生儿生长发育的营养需要，而且通过频繁有效的吸吮刺激，还可以加速产妇子宫复旧，加快身体的恢复。同时，也能很好地预防乳腺炎的发生。

（二）哺乳姿势

开始母乳喂养时，找到一个适合哺乳期女性和婴儿的姿势非常重要。除了生物养育法使用的半躺式哺乳姿势，哺乳期女性还常常用到很多的姿势，无论哪一种姿势，都要确保婴儿身体呈一条直线，并与哺乳期女性胸贴胸，腹贴腹，下颌紧贴乳房。婴儿张大嘴时，头部既需要支撑，又需要保持自由活动，才能更好地含接。正确的含接姿势能让哺乳期女性哺乳很舒适，更能使乳汁顺利从乳房到达婴儿胃部。

1. 哺乳期女性哺乳姿势

最常用的哺乳姿势有 5 种：摇篮式、交叉摇篮式、腋下式或橄榄球式、侧卧式、半躺式或平躺式。哺乳期女性不必拘泥于其中一种形式，可以换不同姿势来哺乳。

1）摇篮式

哺乳期女性坐在舒适的地方，比如背后有靠枕的椅子，这样能够给哺乳期女性足够的支撑。把婴儿横抱在身前，让婴儿顺着前臂被抱着，用左臂抱时使婴儿吸吮左侧乳房，用右臂抱时使婴儿吸吮右侧乳房。整个过程使婴儿的头靠在臂弯处。

2）交叉摇篮式

哺乳期女性坐在舒适的地方，同样找到足够的支撑。把婴儿横抱在身前，让婴儿顺着前臂被抱紧，用左臂抱时使婴儿吸吮右侧乳房，用右臂抱时使婴儿吸吮左侧乳房。哺乳期女性用手掌和手腕支撑住婴儿的颈部和肩胛部。

3）腋下式或橄榄球式

哺乳期女性在身侧抱住婴儿，用臂弯把婴儿夹在手臂下。用前臂支撑婴儿的背部，用手掌和手腕支撑婴儿的头、颈部和肩胛部。这个哺乳姿势很适用于双胞胎和剖宫产女性的哺乳，可以让剖宫产哺乳期女性抱住婴儿哺乳时，不触碰到剖宫产伤口。

4）侧卧式

当哺乳期女性想要休息时，卧位是个很好的选择。可以采用侧卧的姿势，让婴儿侧身面对位置较低的乳房躺着，并用一只手在背后支撑住婴儿的颈部和肩胛部。

5）半躺式或平躺式

哺乳期女性采用半躺式或平躺式姿势，身后可以垫枕头作为支撑。把婴儿面朝哺乳期女性放在胸前，此时婴儿会本能地自主寻乳，若哺乳期女性的乳汁流速很快，半躺式可以对抗重力，缓冲哺乳期女性过急的奶阵，适合容易呛奶的婴儿。

2. 婴儿吃奶姿势

无论哺乳期女性采用上述哪一种姿势，都要确保婴儿吃奶的姿势符合以下 5 点要求。

1）一条线

婴儿的耳朵、肩膀、髋关节呈一条直线，颈部不要扭转。婴儿骨骼和肌肉还没有发育好，呈一条线的姿势可以帮助婴儿形成一个顺畅的吸吮通道。

若身体弯曲或者扭转，没有呈一条直线，婴儿的食管和气管也都是扭转的，这会导致婴儿吃一会儿就乱扭乱动。此时哺乳期女性可能会误以为"没奶了"或是"吃饱了"，其实是婴儿感觉不舒服。

2）鼻尖对乳头

婴儿在含乳之前，使其鼻尖正对着哺乳期女性的乳头，这一点非常重要。许多婴儿在哺乳时含接不良，主要原因是他们将嘴巴对准乳头，这样吸吮时只会将乳头吸进嘴里，同时由于婴儿的嘴巴张不大，会给哺乳期女性带来疼痛。然而，当婴儿的鼻尖对准乳头时，可以引发他们的寻乳反射，同时促使他们抬头并张大嘴巴。这样，我们可以把握时机让婴儿更靠近乳房，从而正确地含接。因此，确保鼻尖对准乳头是含接姿势正确的关键。

3）大口吸吮

通过鼻尖对乳头的姿势引导婴儿张大嘴，然后把婴儿推向乳房含乳，而不是把乳房"塞"进婴儿嘴里。所以含乳是婴儿主动"含"，不是哺乳期女性主动"塞"。正确的含接姿势是婴儿口中含入乳头及大部分乳晕，所以婴儿是吸吮乳房而不是乳头。这样的含接姿势可以避免含乳疼痛、拉扯乳头的情况发生，有助于顺利完成哺乳。

4）下颌贴紧乳房

含乳后，使婴儿下颌紧贴乳房，处于微微仰头状态，这更有利于食管的通畅，以确保乳汁能够顺利从乳房到达婴儿胃部。这个姿势使婴儿鼻孔与乳房自然分离，消除了哺乳期女性对乳房会堵住婴儿鼻孔影响呼吸的担心。哺乳期女性在哺乳过程中，能够听到婴儿吞咽的声音，感受到婴儿慢而深的呼吸。

5）支撑

确保哺乳期女性和婴儿的身体都有足够的支撑，以便花最小的力气，维持最标准的姿势。哺乳时放松身体，感受哪里在用力，就补支撑过去，运用一切可以用到的工具，如各种形状的枕头、垫子，来为哺乳服务。

（三）婴儿溢奶与拍嗝

婴儿吃完奶后，经常会有溢奶的现象，即刚吃进去的奶液顺着嘴角流出，或者随着打嗝流出，或情绪兴奋、动作幅度较大时，猛地从婴儿口腔甚至鼻孔涌出。很多哺乳期女性面对婴儿溢奶时会很慌张，担心自己的喂养方法有问题，也不知道应该怎么去处理。其实，婴儿溢奶属于正常的生理现象，很多时候并无大碍，这种现象在医学上被称为"生理性婴儿胃食管反流"，通常在婴儿出生后 2 ~ 3 周开始，4 ~ 5 个月龄时达到高峰，大多数在 7 ~ 12 个月龄时完全消失。

1. 溢奶原因

婴儿经常溢奶，跟消化系统尚未发育成熟有关。在食管和胃之间有一道"门"，即贲门括约肌。吃东西时，贲门括约肌松弛打开"门"，让食物能顺利进入胃内；吃完后，贲门括约肌收缩，将食管和胃隔开，防止食物倒流。婴儿食管下方的贲门括约肌发育尚不成熟，也就不太能精确地控制开"门"、关"门"，所以有时会出现食物反流的情况。加之婴儿的胃处于水平位，而且大多半躺或躺着喝奶，奶液的流动性强，就更容易被吐出来。除此之外，吸奶太快或者吞入较多空气，都有可能加重溢奶的情况。

2. 拍嗝

在婴儿消化道功能成熟之前，溢奶通常是无法完全避免的。不过，可以通过采取一些辅助措施，来减少婴儿溢奶的发生。其中，吃奶后拍嗝就可以有效缓解婴儿溢奶。通过帮助婴儿"打嗝"，排出吃奶时一起吸入胃里的空气，可以减少婴儿溢奶，同时也可以减轻肠胀气给婴儿带来的不适感。

1）拍嗝的时机

婴儿未必每次吃完奶都一定有嗝。出现明确信号时必须拍嗝，有时则是预防性拍嗝，有时也可以不拍嗝。

（1）必须拍嗝：若婴儿吃奶开始变得烦躁不安，但又明显没有吃够，很可能是婴儿吞咽了空气产生不适，需要拍嗝；若哺乳过程中婴儿吃奶很急，很有可能会吞入空气，此时需要及时给婴儿拍嗝，再接着哺乳；用奶瓶喝奶要比乳房哺乳时更容易吞入空气，更需要拍嗝。

（2）预防性拍嗝：婴儿可能有嗝，也可能没嗝。婴儿吃奶后，还没有闭眼睡觉，就可以拍嗝；婴儿吃完一侧乳房，换另一侧哺乳时的间歇也可以拍嗝；婴儿用奶瓶喝奶时，为避免婴儿一口气喝太多、太快，可以每隔 3 ~ 5 min 暂停哺乳并拍一次嗝。

（3）可以不拍嗝：喂夜奶后若婴儿睡着，可以通过观察婴儿是否舒服再决定是否需要拍嗝。若不拍嗝，婴儿也没有明显不适，可以不用为了拍嗝而打扰婴儿睡眠。喂夜奶时，一般都是采用侧卧式哺乳，此时奶的流速减慢，婴儿也不太容易吞入气体。

2）拍嗝姿势

（1）竖抱拍嗝：肩上拍嗝是最常用的姿势。在肩上放一条毛巾，然后扶着婴儿的头和颈部竖直抱起，让婴儿趴在肩上，同时身体稍微后倾，方便婴儿靠着。一只手托着婴儿屁股，另一只手掌呈空心状轻拍婴儿背部。

（2）坐姿拍嗝：让婴儿坐在腿上，一只手从婴儿身体前面扶住婴儿，使婴儿身体稍前倾，婴儿的下颌正好靠在手掌上方，另一只手掌呈空心状轻拍婴儿背部。

（3）趴式拍嗝：让婴儿脸朝下趴在腿上，一只手支撑着婴儿的下颌，让婴儿头比身体略高，另一只手掌呈空心状轻拍婴儿背部。

3）拍嗝的注意事项

（1）位置：两肩胛骨下缘位置，就是婴儿胃的位置。婴儿还有很多器官正在发育，拍打位置不正确，可能会损伤到婴儿的其他器官。

（2）手法：空心掌。

（3）力道：注意力道不要太重，不要使婴儿后背砰砰响，也不要太轻，变成抚摸。可以用余光去看婴儿的头，若看到婴儿的头在微微颤动，说明力道合适。

（4）时间：一般拍 5 min 左右，婴儿就能出嗝。若超过 15 min，婴儿还不出嗝，表明婴儿摄取量充足，没有产生嗝，因此不必执着于一定要拍出嗝来。

（5）睡姿：尽管俯卧位和侧卧位睡姿可以减少婴儿因溢奶发生窒息的风险，但也增加了婴儿猝死综合征（SIDS）发生的风险，因此推荐 1 岁以内尤其是前 6 个月的婴儿取仰卧位睡姿。

3. 预防婴儿溢奶

尽管婴儿的生理结构原因会让其容易溢奶，但是若在平时喂养婴儿时，注意做一些调整，就会让婴儿溢奶的情况得到改善。除给婴儿拍嗝之外，还应注意：①避免过度喂养。每次哺乳量应适当，避免奶量超过婴儿胃容量而容易溢出。②避免哺乳前婴儿哭闹。不要在婴儿大哭大闹时哺乳，尽量不要等到婴儿极度饥饿再哺乳。③选择合适的哺乳姿势。哺乳时尽量选择抱起婴儿，并保证头高于胃。④哺乳时避免其他活动。哺乳过程要尽量安静，避免打扰婴儿，刚哺乳完时不要挤压到婴儿的腹部或者任其剧烈活动。⑤如用奶瓶哺乳，要选择适合婴儿的奶嘴，以免婴儿不适应而吞入更多的空气。⑥让婴儿远离二手烟环境。尼古丁会使食管括约肌松弛，可能加重婴儿溢奶情况，应禁止在家中、车中吸烟，让婴儿远离二手烟环境。经过上述方法，大部分婴儿溢奶的次数和量都会减少。少数婴儿即便效果不理想，但只要婴儿健康，食欲、睡眠、精神好，溢奶量不多，大便正常，就不必介意，随着婴儿的生长发育，溢奶现象会自然消失。

除此之外还应该注意，若婴儿发生溢奶，应将婴儿抱起或让婴儿头偏向一侧，以免奶液吸入气道。溢奶突然加剧，比如出现大量、多次吐奶，或溢奶后出现呛咳、气急、面色青紫、使劲啼哭等异常情况，哺乳期女性应及时带婴儿到医院诊治。

（四）母乳喂养的常见问题

1. 母亲患乳腺炎

产后 1 个月内通常是乳腺炎的高发期。哺乳期女性需要根据情况进行判断，将乳腺炎对婴儿的影响降到最低。

1）未形成脓肿时

乳腺炎初发阶段以乳房表面红、肿、热、痛为主要症状，并伴有发热。这个阶段要多让婴儿吸吮乳房，刺激乳房排空，减少乳房处于饱胀状态的时间，这不仅有助于康复，也可以减轻疼痛。在哺乳前湿热敷乳房 3 ~ 5 min，按摩乳房，并轻轻拍打和抖动，哺乳时先喂患侧乳房，因为饥饿时婴儿的吸吮力强，有利于吸通乳腺管。每次哺乳时应充分吸空乳汁，同时增加哺乳的次数，每次哺乳至少持续 20 min。若婴儿的吸吮不足以排空乳房内的乳汁，可以使用吸奶器加以辅助。哺乳后哺乳期女性应充分休息，饮食要清淡。

2）已形成脓肿时

若在乳腺炎早期没有及时采取有效措施，而是任其发展，原本患有炎症的部位就会积脓，并伴有高热，此时必须去医院就诊。根据实际情况，医生可能会建议采取手术的方式切开引流脓液。要注意，当症状严重，怀疑菌血症、败血症、乳房脓肿等时需暂停该侧乳房的喂养，积极配合医生治疗。但一定要及时用吸奶器排空乳汁，不要积存在乳房内，否则不利于术后恢复。

2. 如何顺利吸出母乳

暂时不能哺乳时，应及时将乳汁吸出。吸母乳时，哺乳期女性应选用便捷、高效的吸乳用具，并掌握正确的吸乳步骤，才能顺利吸出母乳。

1）准备工具

虽然徒手也可以挤出母乳，但吸奶器，特别是电动吸奶器，会让吸乳更便捷。挑选吸奶器要注意甄别，劣质吸奶器不但无法有效吸出乳汁，还会过度刺激乳房，造成乳房充血、乳头疼痛，长期使用不仅不利于坚持母乳喂养，还会影响泌乳量。以电动吸奶器为例，挑选时应注意以下几个方面。

（1）能模拟婴儿吸吮过程：婴儿吸奶可分为两个阶段。未吸到乳汁时，是短而快的刺激，以此来引发喷乳反射，也就是奶阵；当吸到乳汁后，就会变成慢而深的吸吮，以保证能够吃到足够的母乳。喷乳反射是吸奶的必要前提，因此选择一款能模拟婴儿吸吮，且有刺激喷乳反射功能的吸奶器会更省力。

（2）吸力柔和且强弱可调：吸力大并不等于可以吸出更多乳汁，反而会导致乳房疼痛，因此应选择吸力柔和的吸奶器，并保证吸力可调。使用时，若逐渐增加吸力感觉不适，可以调弱一挡，直至找到适合自己的最大舒适负压，此时最易刺激出奶阵，吸奶也更多、更快。

（3）零部件易清洗：吸奶器与皮肤和乳汁直接接触，为了卫生安全，要确保所有的零部件都能够拆卸下来清洗，不要带有死角区域，否则会滋生细菌。

（4）吸乳护罩应尺寸合适：确保使用尺寸适合的吸乳护罩，这是进行有效吸奶的基本条件，有助于促进乳汁流出。

2）吸奶步骤

不管是手动吸奶器，还是电动吸奶器，使用步骤基本一致。

（1）净手：不管使用哪种吸奶器，吸奶前都要先洗净双手。

（2）连接部件：将洗净并晾干的吸奶器各个部件连接好，取少量水或乳汁涂抹在吸乳护罩内侧，使其很好地吸附到乳房上，防止抽吸时漏气。

（3）控制速度：若使用手动吸奶器，要先模仿婴儿的吸吮动作，短促快速地抽吸，刺激乳汁分泌；当泌乳量增多时，减慢抽吸节奏，转换为频率稍低、相对稳定的速度，并持续一段时间。

（4）控制吸力大小：若使用电动吸奶器，要先使用较小的吸力，再逐渐加大吸力，降低损伤乳头的风险。为了更高效舒适地吸奶，建议使用双侧双韵律电动吸奶器。它可以减少吸奶时间，避免一侧吸、另一侧漏的尴尬，对部分哺乳期女性来说，双侧同时吸还有提高泌乳量的作用。

（5）标日期并储存：吸奶结束后，先在储奶袋上写好吸奶日期，然后将乳汁从储奶瓶倒入储奶袋。应注意，储奶袋不要装得太满，以留出 1/4 的空间为宜，最后排出空气封口。当然，也可以使用能直连吸奶器的储奶袋，避免乳汁浪费和二次污染。

3. 储存和加热吸出的母乳

正确储存、加热吸出的母乳，才能保证婴儿吃到优质的口粮。

1）储存乳汁

若婴儿在 4 h 内饮用，可以常温避光保存，要确保室温维持在 20 ～ 30℃。

若婴儿在 24 h 之内饮用，要放在冰箱冷藏室（≤ 4℃）。在 ≤ 4℃ 的环境下，母乳可以短期储存（< 72 h），但家用冰箱冷藏室很难保证温度达标且恒定，因此建议冷藏保存最好不要超过 24 h。而且，不要放在冰箱门附近，因为频繁开关冰箱门会使这个区域的温度不稳定。另外要注意，母乳应尽量与其他食物分开存放，避免受到污染。

若婴儿在短期内不饮用，应在 < –18℃ 的冷冻条件下长期储存（< 3 个月）。由于母乳只能解冻 1 次，因此每个储奶袋最好保存婴儿一次的饮用量，避免浪费。存放时，应将挤出时间较早的母乳放在冷冻室外侧，而新挤出的母乳顺次往后排，以

方便先取用封存日期较早的母乳。

2）加热储存的母乳

若乳汁常温保存或放在冷藏室中，取用时只需把储奶袋或奶瓶放在40℃的温水中加热。建议使用恒温温奶器，不要使用微波炉加热或在炉火上直接加热。

若乳汁储存在冷冻室，取用时需先放到冷藏室解冻，再按照上述方法加热。

乳汁温热后，再把储奶袋上的封口打开，倒进奶瓶，以防止乳汁出现分层。分层的乳汁虽然对营养价值影响不大，摇匀后也可以正常饮用，但味道比较腥，个别婴儿可能会不喜这种味道。

3）注意事项

关于储奶容器，推荐选择储奶袋，避免使用金属制品，因为这类容器会吸附母乳中的活性因子，影响母乳的营养价值。要注意储奶袋的密封性，防止母乳变质。

若储存的母乳加热后没有吃完，剩下的就要扔掉，不能反复冷藏、加热，以免对婴儿健康不利。

储存的母乳可能会分成乳水和乳脂两层，这种情况是正常的，哺喂前可轻轻摇匀。用储奶袋直接加热再倒进奶瓶，能缓解这种分层析出的现象。

冷冻的环境会使母乳中的蛋白质发生变性，对消化系统功能不完善的婴儿来说，食用后可能会出现腹泻。

二、人工喂养

若哺乳期女性因为一些原因不能进行母乳喂养，比如妊娠合并症、传染性疾病、服用某些药物等，此时必须给婴儿添加配方奶来完全替代母乳喂养，称为人工喂养。哺乳期女性要正确面对、坦然接受人工喂养的方式，毕竟，保证婴儿的营养是第一要务。关于人工喂养，哺乳期女性应了解怎样选择配方奶、如何冲调配方奶、配方奶每日哺喂次数和喂哺量等方面的内容。

（一）配方奶的选择

要选择有信誉的产品，而且相比品牌，更应关注种类。哺乳期女性应根据婴儿的情况，从可信的渠道购买合适的配方奶。根据蛋白质结构、脂肪种类、碳水化合物成分，可以将配方奶划分为不同的种类。

1.根据蛋白质结构选择

配方奶可分为普通配方奶、部分水解配方奶、深度水解配方奶和氨基酸配方奶。普通配方奶中含有完整的牛奶蛋白，适用于母乳不足的健康婴儿；部分水解配方奶和深度水解配方奶利用技术手段，将蛋白分子分解到不同程度，降低牛奶蛋白的致敏性，前者可预防牛奶蛋白过敏，后者可缓解牛奶蛋白过敏的婴儿的症状；氨基酸配方奶中的蛋白质来源于植物蛋白，彻底规避了牛奶蛋白这个过敏原，可以用来判断婴儿是否对牛奶蛋白过敏。若怀疑婴儿牛奶蛋白过敏，可以添加氨基酸配方奶，若过敏症状有所缓解或消失，说明婴儿确实对牛奶蛋白过敏，确保3～6个月避免进食牛奶或含有相关成分的饮食，可用氨基酸配方奶给婴儿提供此期间的营养。若6个月以内的婴儿确实需要补充配方奶，建议最好先选择部分水解配方奶，以防止出现牛奶蛋白过敏。婴儿满6个月后，肠道菌群基本建立，且肠壁发育相对完善，可以考虑逐渐更换为普通配方奶。

2. 根据脂肪种类选择

配方奶可分为长链脂肪配方奶和中／长链脂肪配方奶。长链脂肪配方奶也就是普通配方奶，适用于健康的婴儿；中／长链脂肪配方奶适用于存在肠道功能问题的婴儿，比如慢性腹泻、肠道发育不良、早产或者经历过肠道手术的婴儿。

3. 根据碳水化合物成分选择

配方奶可分为普通配方奶、含部分乳糖的配方奶和无乳糖配方奶。普通配方奶适用于健康的婴儿；含部分乳糖的配方奶适用于早产儿、肠胃功能不良的婴儿；无乳糖配方奶则适用于患急性腹泻，尤其是轮状病毒性胃肠炎和先天性乳糖不耐受的婴儿。

若是早产儿或低出生体重儿，则应根据婴儿体重及出生孕周等情况，在医生的指导下选择早产儿或低出生体重儿配方奶。这种配方奶中的高热量、高蛋白质能被婴儿快速吸收，可满足婴儿生长发育所需。

（二）冲调配方奶的方法

1. 冲调配方奶的步骤

（1）清洁与消毒奶瓶。

（2）加入适量的温开水：往奶瓶中加入40℃左右所需量的温开水。可将家用自来水煮沸后放凉至40℃左右备用；或将凉开水、沸水调成40℃左右的温水。具体水量参照配方奶奶粉包装上的说明。

（3）量取适量的奶粉倒入奶瓶：一般情况下，奶粉包装内都附带一个专用量勺，只需按照说明加入与水量匹配的奶粉即可。量勺内的奶粉不可人为紧压，平整即可。

（4）摇动奶瓶：加入奶粉后，套上奶嘴，将奶瓶沿顺时针或逆时针方向轻轻地摇动，使奶粉充分溶解。

2. 冲调配方奶的注意事项

（1）用水：应为普通自来水煮沸后放凉至40℃左右的温开水。纯净水中不含普通自来水中含有的矿物质，所以不宜用来冲调奶粉。矿泉水由于本身矿物质含量比较多且复杂，会引发新生儿消化不良和便秘，也不宜用来冲调奶粉。配方奶不能直接用开水冲调，水温过高，会使奶粉产生凝块，影响消化吸收，并会破坏奶粉中添加的免疫活性物质、维生素，不利于新生儿的生长发育。

（2）仔细阅读配方奶包装上的说明：严格按比例冲调，以保证奶液浓度适宜。不要自行调整奶液的浓度，如为了让婴儿吃得饱一些，就刻意少放水、多放奶粉，或为了让婴儿多喝水，就多放水、少放奶粉，这些做法都对婴儿的健康不利。

（3）冲调时应先加水再加奶粉，顺序不要颠倒，否则不利于奶粉溶解。

（4）忌将已冲调好的奶粉再次煮沸：已经冲调好的奶粉再煮沸，会使蛋白质、维生素等营养物质的结构变化，从而失去原有的营养价值。

（5）忌自行添加辅助品：配方奶是根据新生儿需要而科学配制的，额外添加辅助品，会增加新生儿的肠道负担，导致消化功能紊乱，引起便秘或腹泻，严重的还会出现坏死性小肠结肠炎。当新生儿患病服药时，忌将药物加到奶粉中服用，以免影响药效。

（6）夜间哺乳时可在睡前准备好一壶开水，同时准备半杯或一杯凉开水，半夜起来就可直接兑出合适温度的水，用于冲调奶粉。如有奶瓶加热器，还可以直接将睡前晾好的凉开水放在其中加热，然后再冲调奶粉。

（7）奶瓶盖拧得太紧不仅会影响流速，而且瓶内会形成负压，使奶嘴变成扁形，婴儿吸吮会非常费力。可把奶瓶的盖子略微松开一些，让空气进入瓶内，以补充吸出奶后的空间，即可使吸吮变得通畅。

（8）配方奶尽量随喝随冲，不要提前准备，若冲调 1 h 后，婴儿没喝或者没喝完，不要继续给婴儿饮用，应及时倒掉。

（三）喂养量和时间

大部分配方奶包装上均会注明推荐喂食量和每日喂养次数。通常，配方奶喂养的婴儿出生数天后每次奶量为 60 ~ 90 mL，每隔 3 ~ 4 h 吃 1 次。至满月时每次奶量为 90 ~ 120 mL，吃奶较为规律，约每 4 h 吃 1 次。到半岁时，婴儿每 24 h 会吃奶 4 ~ 5 次，每次 180 ~ 240 mL。由于每个婴儿对配方奶的消化、吸收不同，实际喂食量和喂养次数均有所差别。

不管是母乳喂养还是配方奶喂养，最初都要按照需求给婴儿哺乳，或者只要婴儿饥饿、哭时就喂，随着时间的推移，婴儿会形成自己的规律时间表，进而安排喂养计划。婴儿生长发育是否正常，应以生长曲线作为判断标准，而非单纯评估食量。只要生长曲线在正常范围内一直稳步上升，即使吃得少也没关系。若生长曲线在短时间内出现比较大的波动，或者始终不在正常范围内，就需要咨询医生，对喂养方式进行调整。此外，婴儿 24 h 吃配方奶的量不应超过 960 mL。若吃得总是比推荐量要多，应咨询医生，可能有些婴儿吸吮需求较大，只是希望继续吸吮安慰奶嘴而已。

第三节　婴儿的日常护理

一、室内环境

1.给婴儿创造安全的生活环境

在婴儿具备一定的安全意识之前，家长们应注意给婴儿创造一个安全的生活环境，避免婴儿受伤的危险因素。比如在购买家具时，注意检查家具质量，确保家具各个部位安全稳固，边角圆润，没有粗糙毛边和锐利突起；粉刷房间或安装新家具后，让房间保持良好的通风状态，帮助清除残留的化学物质。

（1）妥善放置危险物品：家中的各类危险物品，包括药品、刀具、指甲钳、针线、花盆、塑料袋、各类玻璃制品、棍棒类物品、易碎物品等，以及一些细小的物件，如纽扣、硬币、戒指、笔盖、发卡、吊坠、石子以及瓜子等干果，都应放置在婴儿拿不到的地方。此外，浴室和厨房的一些日常清洁用品，比如洗洁精、洗衣液、沐浴露、肥皂、洗发水、漱口水、消毒剂等，也应放置在婴儿接触不到的地方，以免婴儿误食。房间的窗台和桌面上不要放置沉重、易碎物品。使用安全锁将门窗、柜子和抽屉锁好，避免婴儿发生意外。

（2）避免玩具的潜在危险：给婴儿购买玩具时，要选择适合婴儿抓握和玩耍的玩具。玩具不能过大、过重，也不能过小，以防婴儿误吞。要选择正规厂家生产的质量合格的玩具，以防婴儿在咬或者舔舐玩具时将有害物质吃进肚子里。有些玩具带有长绳状的装饰物，需要注意装饰物不可过长，以免婴儿在玩耍时不小心缠住颈部引起窒息。照顾1岁以内的婴儿时，不要将毛绒玩具单独和婴儿放在一起，以免婴儿玩耍时引起窒息。

（3）家用电器安全：家用电器安全是婴儿日常安全照护中不可忽略的一部分。家长们要注意将家里的电器、插座和电线放在婴儿碰不到的地方。必要时，可以使用保护套将插座、电线、电器开关遮挡住；使用安全锁将冰箱、饮水机等电器锁上；使用安全防护罩将电风扇、电暖炉罩住，避免婴儿因为好奇去触摸而引发意外。在寒冷的季节，部分家庭会使用电热毯。若要给婴儿使用电热毯，要提前开启电热毯，待床铺温暖后将电热毯关掉，然后再将婴儿放到床上，以保证婴儿的安全。

2.适宜的室内温度和室内湿度

1）室内温度

让婴儿感觉舒适的室内温度是 24 ～ 26℃，家长可以在室内安装温度计方便查看温度。不论是夏天还是冬天，许多家庭都会使用空调来降低或者提高室内温度。使用空调时需要注意以下几点：①不要让风直吹婴儿。若空调的出风口恰好对着婴儿的床、游戏区等位置，可以在空调上安装挡风板来改变风向。②空调温度不可设置过高或过低。不可先设置较低温度，等室温降低后又将温度调高或关闭空调，冷热交替的室温容易导致婴儿感冒。③定期清洗空调过滤网。建议每周或每两周用清水或专用清洁剂清洗一次。不要使用消毒剂进行消毒，以免消毒剂残留物散播到空气中被婴儿吸入。④每天定时开窗通风 30 min 左右，保证室内空气流通。

2）室内湿度

让婴儿感觉舒适的室内湿度是 45% ~ 65%，一般以 50% 左右为宜。在家中可以用湿度计来查看湿度情况。若室内过于干燥，可以在角落放置水盆、在地面上洒水、暖气片上放水槽或者使用加湿器。使用加湿器时需要注意：①不要 24 h 不间断地使用加湿器，避免室内空气过度潮湿而滋生霉菌。②使用加湿器时不要添加香精、精油、醋、药物等。这些物品在挥发后会残留在加湿器内，造成安全隐患。③定期清洗加湿器。清洗时不要使用化学清洁剂，可以用小苏打来清洗，清洗后放在阳光下充分晾干。④长期不使用加湿器时，需将加湿器内的水分彻底风干再保存，以免滋生霉菌。

3. 保持室内卫生清洁

每日做好家中的日常清洁，经常开窗通风。婴儿接触的物品应定期清洗并保持干净，包括床上用品、玩具、沙发、地毯、软垫等。清洗频率可以根据各自家庭和婴儿的使用习惯来决定，使用次数较多的物品可以适当提高清洗频率。清洗时不要使用消毒剂或含有消毒剂成分的洗液。布制类或毛绒类物品清洗后放在阳光下暴晒，其他物品可用湿布擦拭干净后晾干。此外，不要频繁给婴儿使用含有消毒剂成分的产品，如湿纸巾、免洗洗手液等，以免婴儿吸吮手指时将残留在手指上的化学物质吞入。

二、选择衣服

（1）选择合适的衣服款式：在给婴儿选择衣服时，家长可以多选择一些开襟、裆部为暗扣、袖子较宽的衣服。在买外套时，可以选择有魔术贴的衣服。若是有扣子的衣服，那么扣子的数量不要太多。有拉链的衣服不可以直接接触皮肤，中间需要有隔层，以免拉链夹伤婴儿。若是套头式的衣服，最好选择领口较大或者领口有暗扣设计的衣服，确保婴儿颈部周围有足够空间。衣服上面的装饰不要太多，尤其是细小的装饰品，如珠子、亮片，以及长绳状的装饰，以防婴儿误吸或者被缠绕。不要给婴儿穿过于紧身或大一号的衣服。3 个月以内的婴儿可以不用单独穿裤子，穿连体衣或长上衣保暖即可。

（2）选择合适的衣服材质：婴儿的皮肤非常娇嫩，所以给婴儿穿的衣服一定要是柔软舒适、质量好的，尤其是贴身衣服更要注意。建议给婴儿穿纯棉材质的衣服，其质地柔软，透气性好，吸汗，对婴儿皮肤刺激性小。在购买衣服时，家长要注意查看衣服的吊牌或标签。《婴幼儿及儿童纺织产品安全技术规范》将童装安全技术类别分成 A、B、C 三类。婴儿的贴身衣服应该要选用 A 类衣服，外套可以选用 B

类衣服，但是不应选用任何 C 类衣服。

三、洗澡护理

1. 环境、物品准备

（1）在为婴儿洗澡前将室温调节至 26℃左右。冬天可以通过开暖气、浴霸，或者提前开热水来提高室温。注意在婴儿进入浴室前要关闭浴霸，因为浴霸发出的强光会损伤婴儿的眼睛。

（2）小型浴缸、水槽或塑料盆都可以作为婴儿的浴盆。准备好浴盆后，先加入凉水，再兑入热水。洗澡水的温度以 38 ~ 40℃为宜，水深以 5 ~ 8 cm 为宜。家长可以用水温计测温，也可以将手腕或手肘内侧放入水中，感觉水温热即可。若家中使用的是热水器，确保从热水器流出的热水不超过 49℃。

（3）准备 1 条干净的大浴巾、1 条或多条小毛巾、干净的衣服和尿布。

（4）选择不含香精、皂基和化学添加剂的温和沐浴露、洗发露和润肤霜。注意，并不是每次洗澡都需要使用这些物品。

2. 洗澡方法

1）洗脸、洗头

先用大小合适的浴巾将婴儿的身体包裹起来，给婴儿保暖的同时还能避免婴儿双手、双脚乱动。用一只手扶住婴儿的上半身，让婴儿的头枕在自己手上，用沾湿的毛巾给婴儿擦脸。然后分别用两只手指压住婴儿的耳朵，将耳郭折向前，避免耳朵进水；也可以用手指将婴儿的外耳道口堵住。另一只手用湿毛巾或盛水的杯子淋湿婴儿的头发。然后给婴儿涂抹少量洗发露，用指腹轻轻按摩、清洗头皮，清洗后用清水将洗发露彻底冲洗干净。

2）洗身体

一只手扶住婴儿的头颈部和上背部，另一只手扶住婴儿的臀部，将婴儿放入水中，让婴儿保持半躺的姿势。扶住婴儿头颈部的手全程保持不动，另一只手用手或湿毛巾清洗婴儿的身体。天气较冷时可以用另一条毛巾沾湿温水后覆盖在婴儿肚子上保暖。若使用了沐浴露，需要将沐浴露冲洗干净。

3）擦拭

冲洗干净后，双手分别托住婴儿的头颈部、背部和臀部，将婴儿抱起来放到浴巾上包裹住。立即用浴巾轻轻蘸干婴儿身上的水，特别注意一些褶皱的地方也要蘸干，包括耳朵、颈部、腋下、大腿根部。擦拭干净后，为婴儿涂抹润肤乳，换好干净的尿布和衣服。

3. 洗澡注意事项

给婴儿洗澡时需要注意以下几点：①不要在婴儿饥饿时、吃完奶后 30 min 内、大量出汗后立即洗澡。②洗澡时间最好选在两次哺喂之间，婴儿清醒且安静时。③婴儿皮肤严重破损时，以及打完疫苗当天不要给婴儿洗澡，可以通过给婴儿擦浴来清洁身体。④不需要每次洗澡都给婴儿使用沐浴露。洗澡时也不要将婴儿的皮肤洗到干涩，婴儿的皮肤会分泌一层油脂，这层油脂有助于皮肤保湿，将婴儿皮肤洗到干涩会破坏这层油脂，加速婴儿皮肤水分的流失。⑤洗头时不用每次都使用洗发露，可以用温水直接清洗。⑥洗澡时要特别注意扶稳婴儿的头颈部，以免婴儿受伤。

4. 洗澡玩具的选择

当婴儿越来越大后，洗澡时可能会变得不配合。这时候可以买一些玩具给婴儿洗澡增添乐趣，比如小黄鸭、洗澡娃娃等。购买时要选择正规厂家生产的、有质量保证的玩具。由于玩具潮湿容易滋生细菌，所以要经常清洗并将玩具放在通风阴凉处彻底风干。

四、皮肤护理

给婴儿清洁皮肤最好的方法就是用温热的清水进行清洗，不要过多使用肥皂、洗手液或沐浴露。婴儿皮肤自身分泌的油脂会保护皮肤，避免空气中刺激物的侵袭。用温水清洗皮肤时，这层油脂不会被破坏。若婴儿身体弄脏后需要用沐浴露清洗，在清洗之后可以给婴儿涂抹适量护肤品，帮助皮肤恢复油脂保护层。

婴儿的护肤品种类有很多，比如润肤乳、润肤霜、婴儿油等。不论购买哪一种，一定要选择成分天然、没有添加任何香精和化学添加剂、保湿效果好的护肤品，尽量避免含有矿油、矿脂成分的护肤品。成人护肤品不适合婴儿使用。

一般情况下是不需要给婴儿涂抹护肤品的。当婴儿皮肤干燥、洗澡使用了沐浴露之后，可以涂抹适量润肤乳。当婴儿的皮肤有破损时，不要在破损的地方涂抹任何护肤品。在使用新的护肤品之前，先在婴儿的耳后或者前臂内侧涂抹少量，观察婴儿是否对该护肤品过敏，确定不过敏后再使用。

天气炎热时婴儿常常容易出痱子。从外观上看，痱子由许多小颗粒状的红色皮疹组成，常常会伴有瘙痒感。痱子在婴儿的颈部、腋窝、肘窝、大腿根部比较常见。当出现痱子后，不建议给婴儿涂抹痱子粉，也不建议将涂抹痱子粉作为预防痱子的方法。一方面，婴儿出汗后，痱子粉混合汗液变成泥状物会堵住毛孔，影响皮肤排汗。另一方面，在涂抹痱子粉的过程中，粉末可能会被婴儿不小心吸入肺内，引发健康问题。

婴儿出痱子后，要保持环境温度适宜，局部皮肤清洁、干燥。不要用过热的水清洗，也不要使用任何洗浴用品，避免婴儿抓挠皮肤。可以适当使用痱子水进行涂抹。当发现情况进一步加重时，需要咨询专业的医生进行用药。

有效预防痱子的方法包括：①避免让婴儿待在高温闷热的环境中，保持室内温湿度适宜。②不要给婴儿穿过多的衣服，及时增减衣服。③婴儿出汗后及时擦干，衣服汗湿后及时更换。④给婴儿进行母乳喂养后，用干纸巾擦干婴儿脸上的汗液。

夏天带婴儿出门时，最好的防晒方法是物理防晒，比如给婴儿穿薄的长袖衣服及长裤、戴遮阳帽或使用遮阳棚。此外，不要在正午时间段出门，避免婴儿长时间待在室外。6 个月以上的婴儿可以使用防晒系数 ≤ 15 的低刺激性防晒霜，但是最好是在需要长时间暴露在较强烈日光下时再使用。防晒霜每隔 1 ～ 2h 需要补涂一次。选择防晒霜时，要选择婴儿专用防晒霜。外出回家后，需要立即将婴儿身上的防晒霜清洗干净。若婴儿的皮肤被晒伤，回家后要立即用凉毛巾进行湿敷。

五、脐带护理

在脐带脱落前，需要每天对脐带和脐根部进行消毒，早晚各 1 次。消毒前，家长需要将双手洗干净，并准备好干净棉签、75% 医用酒精或者碘伏。随后用干棉签蘸取适量消毒剂对脐带进行消毒。消毒脐根部时可以用一只手将脐根部提起来，另一只手从脐根部由内向外旋转消毒。消毒后，再用干棉签将残留在脐带上的液体蘸干，务必使脐带保持干燥。

护理脐带的过程中需要注意以下几点：①不要使用其他药水或消毒粉进行消毒。②给婴儿穿尿布和衣服时，要避免摩擦到婴儿的脐带，以免脐带摩擦出血。③若脐带被水或者其他液体浸湿，需要尽快用干棉签将液体蘸干，然后进行消毒。④脐带会随着时间逐渐变干、变硬，从最初的黄色变成棕色，最后变成黑色。此外还会常常渗出少量清亮或淡黄色的液体，这些都是正常现象。若发现渗出的液体增多、颜色改变，甚至出现红肿、化脓，要立即带婴儿去医院检查。⑤在脐带脱落之后，脐带残端完全愈合之前，脐窝仍会有少量分泌物，所以需要继续对脐窝消毒 2 ～ 3 天。若 2 周后脐带残端仍然没有脱落，需要咨询医生查明原因。

六、修剪指（趾）甲

1. 婴儿指（趾）甲的生长特点

婴儿的手指甲长得很快，每周需要剪 1 ～ 2 次。相比而言，婴儿的脚趾甲生长较为缓慢，每个月剪 1 ～ 2 次即可。婴儿的指（趾）甲很软，但是随着婴儿的成长，指（趾）甲会逐渐变硬，轮廓会越来越清晰。

2. 修剪指（趾）甲的方法

（1）修剪工具：婴儿刚出生后若指（趾）甲比较长，可以使用指（趾）甲锉将指（趾）甲磨短、磨平。稍微大些的婴儿可以用婴儿专用指甲剪来修剪指甲。

（2）方法：可以在婴儿熟睡之后给婴儿剪指（趾）甲。剪指（趾）甲时握住婴儿的手，以防婴儿乱动，但是不要过于用力紧握，以免婴儿产生抵触情绪。修剪时先剪指（趾）甲中间，再剪两边。中间修剪成略带弧度的直线，两边修剪成圆角。不要将婴儿的指（趾）甲修剪得太短，尤其是指（趾）甲两侧，否则容易引起甲沟炎。剪完后用指甲锉将指（趾）甲磨平，防止婴儿抓伤自己。

七、耳鼻护理

1. 耳朵护理

耳朵具有一定的自洁功能。通常情况下，耳垢会随着咀嚼或张口等动作自动从耳朵中掉出来，并不需要人为清理。家长平时只需要用温热的毛巾将婴儿的耳郭清洁干净即可。但是当婴儿耳朵的耳垢很多或者很硬，无法自动排出时，需要给婴儿清理耳垢。

不建议直接用棉签给婴儿掏耳朵，以免耳垢被推向耳道深处；也不要用"挖耳勺"给婴儿掏耳朵，以免婴儿乱动时耳道被划伤。婴儿耳垢较多、较硬时，可以选择去医院进行清理。由医生先用滴耳液将硬结的耳垢软化，然后再用镊子将耳垢轻轻夹出。家长不可以直接尝试这样的方法，需要先咨询医生。

当婴儿的耳朵不小心进水后，若不及时处理，外耳道内的耳垢会因为吸水而软化膨胀，甚至可能滋生细菌，引发炎症。当发现婴儿耳朵进水后，可以在外耳道放入适量干燥松软的棉球，5 min 之后取出来，此时外耳道的水基本被吸干。不要用棉签去蘸外耳道的水，以免将耳垢和水推向耳道深处。若发现婴儿的耳朵进水后，婴儿出现发热、哭闹不止、耳道流出异味液体的情况，应尽快带婴儿就医。

在婴儿洗澡、洗头时，应用手指压住婴儿的耳朵，使耳郭往前遮盖住外耳道。能独立坐稳的婴儿在洗头时还可以戴上婴儿专用的洗头帽。带婴儿游泳时，可以给婴儿佩戴耳塞。游泳结束后及时用棉球将耳朵周围的水擦拭干净。

保护婴儿听力需注意以下几点：①不要在婴儿耳边大声喊叫，特别是要提醒家里的其他小朋友们。②使用家用电器（电视机、收音机、音响等）、电子产品时限制音量，一般最大的音量不应超过正常的说话声。③避免给婴儿玩噪声特别大的玩具。④若家位于闹市区，或者周围正在施工，可以安装隔音玻璃来降低噪声。⑤洗头、洗澡或者游泳时，保护好婴儿的耳朵避免进水。洗完或游泳完毕后，用棉签或棉球蘸干婴儿耳郭周围的水。

2. 鼻腔护理

当鼻腔分泌物过多时，根据分泌物的不同性状，选择不同的方法进行清理。分泌物比较干时，家长们可以先在鼻腔内滴入几滴生理盐水软化分泌物，然后用涂抹了橄榄油或香油的棉签去擦拭鼻黏膜，清理分泌物。分泌物比较黏稠时，直接用抹有橄榄油或香油的棉签去擦拭鼻腔，鼻腔受刺激后会引起婴儿打喷嚏，从而排出分泌物。此外，也可以用吸鼻器将分泌物吸干净，但是吸鼻器不能频繁使用，以免操作不当反而损伤鼻黏膜。

婴儿出现鼻塞通常是由鼻腔分泌物过多或鼻黏膜水肿造成的。家长可以用手电筒去观察婴儿的鼻腔，若发现鼻腔内有很多鼻涕，鼻黏膜没有红肿，那说明婴儿鼻塞是由分泌物过多引起，此时给婴儿清理鼻腔即可。若发现鼻腔的空间变得狭窄，说明鼻黏膜发生肿胀。肿胀不严重时，家长们可以用温热的毛巾湿敷婴儿的鼻子，或者使用雾化器湿润婴儿的鼻腔。肿胀较严重时，需要立即带婴儿去医院，寻求医生的帮助。

空气干燥容易导致婴儿鼻腔干燥，让婴儿感觉鼻子不舒服，出现爱抠鼻子，甚至是将鼻黏膜抠破出血的情况。家长可以在室内使用加湿器湿润空气，保持合适的室内湿度；还可以用棉签蘸满橄榄油或香油，给婴儿涂抹鼻腔，使婴儿的鼻黏膜保持湿润。

八、排尿、排便

1. 婴儿排尿、排便特点

1）排尿次数和尿液颜色

由于婴儿的新陈代谢旺盛，摄水量多而膀胱容量小，所以排尿频繁，一般每隔 1～3 h 排 1 次尿。在发热或者天气较热时，由于排汗增加，排尿次数可能减少。婴儿刚出生后的 2～3 天尿液颜色较深，稍微有点儿混浊，数日后颜色变淡。正常尿液的颜色是淡黄色，如果尿液呈深黄色，则说明婴儿体内的水分较少。

2）排便规律和大便性状

婴儿出生后的头几天，会排出黑色或者墨绿色、性状略黏稠、没有臭味的粪便，这种粪便称为胎粪。等胎粪完全排空后，根据喂养方式的不同，婴儿排出的大便颜色和性状略有差异。母乳喂养的婴儿，大便呈金黄色，性状松软或稀薄，有时混有少量颗粒，没有臭味。配方奶喂养的婴儿，大便呈深浅不一的黄色，差异较大，性状相对较黏稠，有臭味。当婴儿开始吃辅食后，大便的颜色和质地会因为吃的食物不同而出现更多变化，此时大便的外观与成人大便较为相似。

2. 正确判断婴儿便秘

应注意，不能以婴儿的排便间隔时间为依据，判断婴儿是否出现了便秘。比如有些母乳喂养的婴儿，由于母乳容易被吸收，在肠道里面留下的固体残渣较少，所以婴儿常常连续几天不排便。这种情况下，只要婴儿排便时不费力，排出的大便不干硬，就不能认为婴儿出现了便秘。

正确判断婴儿是否便秘的方法，应当是观察大便的性状。只要婴儿排出的大便是柔软的、排便时不费力，即便排便间隔时间长也没有关系。但当发现婴儿肚子胀、排出的大便坚硬、排便时费力且痛苦，家长就需要引起注意，及时咨询医生。

3. 正确认识"把屎、把尿"的传统

如今很多家长仍然会给婴儿"把屎、把尿"，其实这种做法并不利于婴儿排便、排尿习惯的养成。1 岁以内的婴儿神经系统、尿道括约肌以及肛门括约肌发育不成熟，不具备自主排便、排尿的能力。正常生理情况下，膀胱内尿液充盈时会刺激尿道括约肌，从而引起排尿反射。若家长长期给婴儿"把屎、把尿"，会使婴儿形成对家长指令出现排尿反射的习惯，而尿道括约肌却得不到锻炼。除此以外，"把屎、把尿"还容易导致婴儿出现脱肛或肛裂的情况。因此，在婴儿能够自主排便、排尿前，提倡家长们使用尿布。等到了 20～27 月龄，再给孩子进行如厕训练。

九、更换尿布

1. 尿布的种类与选择

目前最常见的尿布就是尿不湿和布尿布。购买布尿布时，应该选择质地柔软、透气性好、吸水性强的棉质尿布。最好选用白色的尿布，以便观察婴儿大小便的颜色。购买尿不湿时，要选择有质量保证、吸水性强、透气性好、能保持干爽的尿不湿，还要注意大小是否合适。大小合适的尿不湿，婴儿穿上之后应松紧适中。

2. 更换尿不湿的方法

1）物品准备

在更换尿布前将所有物品准备齐全，包括干净的尿不湿、不含香精的湿纸巾、柔软的干纸巾、护臀霜、隔尿垫等。若婴儿排了大便，还需要准备温水和柔软的毛巾，给婴儿擦洗臀部。

2）更换步骤

提起婴儿双脚，取下脏尿不湿，用湿纸巾将婴儿的臀部擦干净，擦时不要过于用力。若婴儿排了大便，应用流动温水冲洗婴儿臀部。冲洗干净后，用干纸巾将婴儿臀部的水轻轻蘸干。

在婴儿的臀部涂抹一层护臀霜，减少排泄物对臀部皮肤的刺激。提起婴儿双脚，将干净尿不湿塞至婴儿腰下，给婴儿穿好后整理好尿不湿。

3. 注意事项

更换尿不湿的动作要轻而快。尿不湿包扎应松紧适中，不能过紧，以免影响婴儿活动，也不能过松而使得大便外溢。更换尿不湿时，可以采用多种方法跟婴儿互动，比如与婴儿说话，给婴儿唱歌，用玩具逗婴儿等，以此来分散婴儿的注意力。

4. 脏尿不湿的处理办法

若使用的是尿不湿，先将脏尿不湿上面的大便抖落到便池里，再将脏尿不湿卷起来扔至垃圾桶。脏尿不湿应当分类为干垃圾。一定不要将尿不湿扔进便池里面，以免堵塞下水道。

若使用的是尿布，同样也是先将尿布上面的大便抖落到便池里，然后清洗尿布。清洗时，可以先用冷水冲洗尿布，然后用低刺激性洗衣液或洗衣粉浸泡一会儿。浸泡后取出来拧干，再用热水和低刺激性洗衣液或洗衣粉清洗，清洗后晾晒到阳光下。注意：①不要使用任何消毒剂来清洗尿布。②不要将尿布与大人的衣物混洗。③洗干净的尿布要单独存放，可以用防水的尿布包来储存婴儿的干净尿布。

5. 尿布疹

（1）引起尿布疹的原因：尿布疹就是家长们常说的"红屁屁"，指直接接触尿布的皮肤上出现的红色皮疹，比较常见的部位包括臀部、生殖器、大腿根部、下腹部。婴儿出现尿布疹的原因主要包括：长时间未更换尿布，导致皮肤被尿液或者大便刺激；婴儿对尿布所用的材料过敏。

（2）护理方法：保持婴儿臀部皮肤干爽是护理尿布疹的关键。婴儿排尿、排便后应及时更换尿布，更换时用温水清洗皮肤。清洗干净后轻轻擦干，涂上护臀霜，再换上新尿布。使用有松紧带的尿布时，注意不要过紧，要给婴儿的臀部留点儿空间使空气流通。此外，天气好时可以适时暴露婴儿的臀部。当婴儿对尿布所用材料过敏时，应更换其他品牌的尿布。若尿布疹较为严重，或者护理2～3天仍不见好转，应尽早寻求医生的帮助。

十、私处护理

1. 女性婴儿私处常见问题

（1）假月经：有些女性婴儿出生后几天内，阴道会分泌少量血性分泌物，这种现象叫做作月经，一般会持续1周左右。假月经与婴儿体内来自哺乳期女性的雌激素突然中断有关。雌激素使子宫内膜增厚，当雌激素突然中断后，子宫内膜会脱落并通过阴道排出，形成类似"月经"的现象。婴儿出现假月经后，家长们不用紧张，持续观察即可。若发现婴儿出血量大，持续时间过长，则需要带婴儿就医。

（2）阴道分泌物：婴儿出生后，除雌激素突然中断引起假月经外，体内已吸收的过多雌激素还会刺激婴儿产生阴道分泌物。这些分泌物一般呈透明的白色或者黄色，能够起到一定的保护作用，避免阴道受到细菌的侵袭。因此，当家长发现婴儿阴道有分泌物时，不用过度清洁。等婴儿体内雌激素水平恢复正常，分泌物就会消失。

（3）阴唇粘连：有些婴儿出生后会出现阴唇粘连的情况，具体是指小阴唇粘连在一起，但是粘连范围一般比较小，只有1～2 mm，所以很多家长没有察觉。出现阴唇粘连的原因可能是婴儿体内雌激素分泌较少，也可能是护理不当导致婴儿私处出现炎症。当婴儿阴唇粘连时，不要强行去将阴唇分开，以免造成损伤。一般随着婴儿长大，小范围的阴唇粘连会逐渐消失。若婴儿阴唇粘连的范围过大（超过了阴唇的1/2），或者粘连影响到了正常排尿，引起了泌尿道感染，则需要带婴儿及时就医。

2. 女性婴儿私处的护理方法

女性婴儿的尿道口靠近肛门，且容易暴露，再加上尿道短，因此很容易受到外界污染。平时给婴儿换尿布时，适当清洗婴儿的私密部位。清洗时不要用水龙头或者花洒对着婴儿的私处直接冲洗，要用温水从前往后冲洗，也就是从尿道口往肛门方向冲洗，然后用柔软的毛巾轻轻拭干。

3. 男性婴儿私处常见问题

有些家长可能会发现男性婴儿的睾丸会在阴囊内来回移动，有时甚至会移动到阴茎根部和大腿根部。这种情况是正常的，睾丸本身就具有活动性。只要婴儿没有不适或疼痛的感觉，睾丸长期位于阴囊内不用过于担心。

4. 男性婴儿私处的护理方法

护理男性婴儿的私处，只需要在洗澡时用清水冲洗即可。清洗时，不要强行翻开包皮，以免造成局部损伤。男性婴儿的包皮和龟头在自然分离之前是紧密粘连在一起的，没有一点儿缝隙，所以细菌无法进入。因此，家长们不用强行翻开包皮清洗，以免使包皮和龟头之间出现缝隙，反而导致细菌侵入，引起感染。

有时男性婴儿的包皮和龟头之间会出现一层乳白色的包皮垢。这层包皮垢是正常油脂类分泌物，无法用清水清洗干净。清洁包皮垢时，在包皮垢上涂抹少量橄榄油，然后等待几分钟，再用涂满了橄榄油的棉签轻轻擦拭包皮垢，就能顺利清洁干净。

5. 正确看待婴儿探索私处的行为

家长有时会发现婴儿在触摸自己的私处，一时不知道该怎么办，其实家长不用过于担心。婴儿触摸自己的私处，就像玩自己的小手小脚一样，是出于对新鲜事物的好奇。因此，当发现这种行为时，家长们不要斥责或制止婴儿，只需要平静地将婴儿的手移开，帮助婴儿穿好尿布就好。随着婴儿长大，会有越来越多的事物吸引婴儿注意力，婴儿自然而然就不会再因好奇而去探索私处了。

6. 帮助婴儿形成性别意识

（1）不要谈论或者把弄婴儿的生殖器：很多长辈都会在公开场合拿婴儿的生殖器开玩笑，甚至是用手去触碰或者玩弄。这种行为看起来并没有对婴儿造成生理伤害，但是却伤害了婴儿的自尊，不利于婴儿对自己身体保护意识的形成，还可能引起婴儿对这种不良行为的模仿。

（2）给婴儿换尿布时注意保护婴儿的隐私：不要在公开场合给婴儿换尿布，最好在一个封闭的空间里更换。实在不能满足环境条件时，也尽量不要在人多的地方，以及有异性的地方给婴儿更换尿布。

（3）在穿着打扮方面突出性别特点：服装的样式、颜色和整体造型，不仅能够帮助他人准确判断婴儿的性别，也能够帮助婴儿形成对自己性别的正确认知。

（4）在家中，家长要养成良好的穿着习惯，注意遮挡，不要在婴儿面前裸露身体。

第六章　神经内科护理

第一节　神经系统疾病患者的监护护理

一、护理评估

评估患者的意识状态、瞳孔、生命体征及监护指标的变化；评估患者有无缺氧表现及气道阻塞情况；评估肌力、感觉、反射及头痛、呕吐的情况；评估有无诱发颅内压增高的因素；评估患者脑疝的前驱症状。

二、颅内压的测定

无论是什么原因造成的脑损伤都有不同程度的脑水肿，水肿大多在发病24～96 h出现，3～6天为高峰，这一时间段特别需要护士保持高度的警惕，加强颅内压的监测。

（1）颅内压监测：脑室内压、硬膜下压和硬膜外压监测。颅内压应保持在15 mmHg[①] 以下。颅内压在20 mmHg以上为颅内压增高。

（2）脑内微透析监测：患者出现高颅内压及低脑灌流压，监测脑内生化物质的变化能准确显示脑部缺血的情况。脑内生化物质会出现乳酸盐／丙酮酸盐（L/P）比值增高、甘油水平增高或谷氨酸盐水平增高等变化。

（3）腰椎穿刺测压：腰椎穿刺测定脑脊液压力是最传统、简单地间接了解颅内压的方法。正常成人侧卧位颅内压为80～180 mmH_2O[②]。

三、意识障碍的观察

（一）临床观察

1. 颅内压

护士在不同的时间段通过对患者进行呼唤、拍打、指压眶上神经出口处，观察患者应答情况，有无面部表情、肢体活动或翻身动作，以及有无瞳孔对光反射、角膜反射、吞咽和咳嗽反射等，来判定颅内压的情况。

（1）早期颅内压增高：患者表现为烦躁、头痛伴剧烈呕吐等。

（2）颅内压达高峰期时：患者逐渐出现迟钝，进一步发展则出现嗜睡、蒙眬甚至昏迷。

---

① 1 mmHg ≈ 0.133 kPa。

② 1 mmH_2O ≈ 9.8 Pa。

（3）衰竭期：患者处于深昏迷状态，一切反应和生理反射均消失。

2. 意识障碍

意识障碍是颅内压增高患者最常见的症状。颅内压增高造成脑组织严重缺氧，将导致脑的生理功能障碍，进而出现意识障碍。临床上根据意识障碍的程度，将其分为嗜睡、昏睡、浅昏迷、中昏迷、深昏迷。

（1）嗜睡：患者表现为持续睡眠状态，但能被叫醒，醒后能勉强配合检查及回答简单问题，停止刺激后即又入睡。

（2）昏睡：患者处于沉睡状态，但对语言的反应能力尚未完全丧失，高声呼唤可唤醒，并能做含糊、简单而不完全的答话，停止刺激后又复沉睡。对疼痛刺激有痛苦表情和躲避反应。

（3）浅昏迷：患者意识丧失，仍有较少的无意识自发动作。对周围事物及声、光等刺激全无反应，但对强烈刺激（如疼痛）有反应。吞咽、咳嗽、角膜反射以及瞳孔对光反射仍然存在。生命体征无明显改变。

（4）中昏迷：患者对各种刺激均无反应，自发动作很少。防御反射、角膜反射和瞳孔对光反射均减弱，生命体征已有改变，大小便潴留或失禁。

（5）深昏迷：患者全身肌肉松弛，处于完全不动的状态。对外界任何刺激全无反应，各种反射消失，生命体征已有明显改变，呼吸不规则，血压或有下降，大小便多失禁。

3. 特殊类型的意识障碍

1）去皮质综合征

睡眠和觉醒周期存在的一种意识障碍。患者能无意识地睁眼、闭眼和转动眼球，但眼球不能随光线或物品转动，貌似清醒但对外界刺激无反应。光反射、角膜反射，甚至咀嚼动作、吞咽、防御反射均存在，可有吸吮、强握等原始反射，但无自发动作。大小便失禁。

2）无动性缄默症

无动性缄默症又称睁眼昏迷，为脑干上部和丘脑的网状激活系统受损所致，而大脑半球及其传出通路无病变。患者能注视周围环境及人物，貌似清醒，但不能活动或言语，二便失禁，肌张力减低，无锥体束征。强烈刺激不能改变其意识状态，存在睡眠－觉醒周期。

3）植物状态

大片脑损害后仅保存间脑和脑干功能的意识障碍称之为植物状态。患者保存完整的睡眠与觉醒周期和心肺功能，有原始反射，但无内在的思想活动。

（二）定性定量评定

格拉斯哥（Glasgow）昏迷评定量表客观表述患者的意识障碍程度。此量表有三部分：睁眼反应、运动反应和语言反应。根据这三部分所得到的分数总和，即可判断患者意识障碍的程度。病情越重，得分越低。正常者总分为 15 分；7 分以下提示预后不良；3 ~ 5 分提示有潜在死亡危险。

四、瞳孔的动态变化

瞳孔的改变是护士判定颅内压是否增高的重点观察内容之一。最重要的是是否能在早期发现因小脑幕切迹疝所致的一侧瞳孔进行性散大和光反应消失。

（一）瞳孔监护

护士将患者一侧瞳孔盖住，将手电光源迅速移向患者的另一侧瞳孔，并立即移开瞳孔，再观察两侧瞳孔是否等大等圆，光源强度要一致，同时观察瞳孔对光反射。注意在暗环境下进行，照射时间不要过长，防止由于长时间光照反射造成瞳孔反射迟钝而掩盖病情。移去光线 5 s 后再检查另一侧瞳孔。若用光线照射另一只眼，观察另一侧瞳孔的反射称为间接对光反射。

（二）异常瞳孔

瞳孔的收缩和散大是由动眼神经的副交感纤维和颈上交感神经节发出的交感纤维调节的。普通光线下瞳孔正常直径为 3 ~ 4 mm，瞳孔直径小于 2 mm 为瞳孔缩小，瞳孔直径大于 5 mm 为瞳孔散大。

1. 瞳孔散大

一侧瞳孔散大常见于脑底动脉瘤。幕上一侧半球出血、脑肿瘤等颅内压增高所致的天幕疝压迫动眼神经时也可出现一侧瞳孔散大。脑膜炎、颅底外伤或糖尿病等也可出现一侧瞳孔散大。双侧瞳孔散大主要由副交感神经损伤引起，脑干损伤严重，造成脑缺氧 – 脑疝时，则双侧瞳孔散大，光反射消失。瞳孔散大还可见于颠茄类药物中毒、癫痫大发作后或深昏迷时。

2. 瞳孔缩小

双侧瞳孔缩小主要由交感神经损害所致，见于镇静催眠药、氯丙嗪和有机磷中毒时，瞳孔针尖样缩小见于吗啡类药物中毒或脑桥病变时，一侧瞳孔缩小，伴有同侧眼裂变小、眼球内陷和面部少汗则为霍纳（Horner）综合征。

小脑幕切迹疝即颞叶沟回疝早期动眼神经内副交感神经受刺激致患侧瞳孔缩小，但持续时间较短。随后，因副交感神经麻痹，致患侧瞳孔扩大，对光反射消失。

3. 瞳孔光反射异常

光反射通路上任何一处损害均能引起光反射丧失和瞳孔散大，但中枢性失明，光反射不丧失，瞳孔也不散大。

五、生命体征的监测

颅内压增高的早期通过机体的自身代偿，生命体征无明显变化。当压力增高到 4.7 kPa 以上，导致脑血流量减少至正常的 1/2 时可造成脑组织严重缺血缺氧，为了维持脑血流量，机体通过自主神经系统的反射作用，使全身周围血管收缩，血压升高，心输出量增加，以提高血氧饱和度。临床上患者表现为血压进行性升高，伴有心率减慢和呼吸减慢，这是颅内压增高的危险信号，说明颅内压代偿已濒于衰竭。

当颅内压力升高到一定程度，且超出了脑组织的代偿功能时，延髓生命中枢功能将趋向衰竭，出现血压下降，脉搏快而弱，潮式呼吸，并可发生自主呼吸骤停。护士应立即与医生联系，迅速停止降压处理。护士应密切观察生命体征的变化，并准确记录，以了解和掌握病情的发展，同时做好各项抢救准备工作，如气管插管和人工呼吸等。

六、监护护理措施

（一）确保监护系统正常运转

密切观察颅内压监护仪的变化，做好记录；保持导管通畅和固定，防止移位、打折或脱落，确保监护系统正常运转。观察伤口有无感染与渗出并及时更换敷料，更换导管时要严格遵守无菌操作规程，拔管时检查传感器的完整性。

（二）保证呼吸道通畅，给予足够的氧气供给

通气不畅、神经性肺水肿等会导致患者出现缺氧的表现，如烦躁不安、呼吸费力、脉搏加快等。护士可通过观察患者的口唇、甲床及动脉血气的变化获得缺氧提示。患者发生缺氧时，应及时采取相应措施，保持呼吸道的通畅，如清除口腔、鼻、咽部分泌物，给予足够的氧气，定时翻身、拍背，取出异物和义齿；调整体位，防止舌后坠和误吸；建立人工气道，可使用口咽通气道、气管插管、机械通气。

（三）排除颅内压增高的因素

患者烦躁不安、剧烈咳嗽、用力排便、尿潴留都能引起颅内压增高，患者的卧位，头部位置及转动体位不当对颅内压有一定的影响，应积极采取相应的护理措施。有些医源性操作，如吸痰、翻身和中心静脉插管，均可使颅内压增高，应谨慎操作。

（四）卧位与休息

危重患者要绝对卧床休息。头部的位置和体位的变动，对颅内压均有一定的影响，故应安置好体位，特别是颅内压升高的早、中期，卧位时头部抬高 $20° \sim 30°$，有利于颅内静脉回流，减轻脑水肿，使颅内压降低。颈部的过度旋转，头颈的屈伸，都可使颅内压增高。避免过多搬动患者，若必须进行搬运时，需有一人托其头部及肩部，保持头部固定且平稳，避免颠簸、震动。若患者发生呕吐，应让患者侧卧或头偏向一侧，清除口腔中分泌物。

（五）环境要求与操作注意事项

保持病房安静，减少探视，做好家属及患者的解释工作，稳定其情绪。室内不宜过热或过冷，光线适宜。操作时动作宜轻柔，应定时更换床单，保持床单清洁平整，预防压力性损伤的发生。需要搬动患者时，应注意避免头颈的扭曲，使其始终

与躯干的转动一致，防止颅内压增高。

（六）脱水药物的应用护理

脱水药物是治疗脑水肿和降低颅内压的主要药物之一。由于甘露醇有较强的脱水作用，因此临床上常将甘露醇作为控制脑水肿、抢救脑疝、改善脑水肿与脑缺氧之间的恶性循环的关键药物。大剂量应用甘露醇可使肾血管和肾小管的细胞膜通透性改变，造成肾组织水肿、肾缺血，肾小管坏死。

（1）准确应用药物：20% 甘露醇溶液，每次按 0.25 ～ 1.00 g/kg 给药，输入速度视病情而定，一般于 15 ～ 30 min 滴注完毕，紧急时可静脉推注。用药 20 ～ 30 min 颅内压开始下降，1.0 ～ 1.5 h 作用最强，持续 5 ～ 8 h。

（2）防止医源性损伤：加强重点人群观察，对有心血管疾病的患者，特别是有心力衰竭者，输入速度不可太快，防止血容量增加而引起或加重心力衰竭。注意观察脉搏、血压和呼吸的改变。对于老年人，每日用量不宜超过 150 g，用药时间一般不超过 7 天，同时严密观察肾功能情况，避免与有肾毒性的药物联合使用。脑水肿伴有低蛋白血症时，要先输入白蛋白或血浆纠正低蛋白情况，再酌情使用甘露醇。

（3）注意事项：正常情况下排出 1 g 甘露醇可带出 6 g 水，故反复使用甘露醇时，要严格记录液体出入量，注意尿液的量和颜色。用药前注意检查药液，气温低时要注意药液的保温，如有结晶，必须加热熔化后摇匀使用。防止反跳现象，脱水药在血液中的存储是暂时性的，其中大部分从肾脏排出，当血中浓度继续降低，即出现相反的渗透压差，水分又向脑组织中转移，颅内压即回升，当超过用药前的压力水平时，即出现反跳现象。

（七）心理护理

通常家属希望从医护人员那里得到有关患者安全和舒适的信息以减轻自己的焦虑。患神经系统疾病的患者往往要经历否认、气愤、消沉、接受这一心理过程。当患者不能面对现实做出自我评估时，易将内心的愤怒情绪发泄给护士。当患者产生恐惧感时，表现为主动找护士诉说且过分期盼外来的支持；在患者进入接受现实阶段后，就会积极地了解患病程度、预后和有关疾病知识，同时寻求治疗方案。护士帮助患者和家属树立希望和信心就十分重要。

由于患者的希望不是静态的，而是一种动态过程，因此护士应采取干预措施有效地促进患者的希望早日实现。深入病房多巡视、勤问候，认真倾听患者的主诉。加强交流，进行鼓励，举典型事例说服。采取放松的方法消除患者压力，而不是逼迫患者接受现实。按患者的叙述和想法提供所需要的准确信息，让患者了解并遵守治疗方案。帮助患者全面考虑，选择与预期目标相符的治疗方法。寻求支持者，走访能帮助患者的人，如患者的家人和朋友，使患者在整个病程中得到愉悦的心理支持。促使患者朝着目标不懈努力，鼓励参与自我护理，发挥最大残存能力。护士要注意语言态度，加强自身知识水平，采取适时的健康教育方法，让患者掌握有关病情的知识信息。

总之，在患者树立希望的过程中，护士应提供相应的护理和干预。树立希望是护士帮助患者蓄积能量，指导患者树立信心，合理分配精神能量的过程。

第二节　短暂性脑缺血发作患者的护理

1965 年，美国第四届脑血管病普林斯顿会议对短暂性脑缺血发作（TIA）的定义为：突然出现的局灶性或全脑的神经功能障碍，持续时间不超过 24 h，且排除非血管源性原因。

2002 年，美国 TIA 工作组提出了新的 TIA 定义：由于局部脑或视网膜缺血引起的短暂性神经功能缺损发作，典型临床症状持续不超过 1 h，且影像学检查无急性脑梗死的证据。

2009 年，美国卒中协会（ASA）发布的 TIA 定义：脑、脊髓或视网膜局灶性缺血所致的、不伴急性梗死的短暂性神经功能障碍。

我国 TIA 的专家共识中建议由于脊髓缺血的诊断临床操作性差，暂推荐定义为：脑或视网膜局灶性缺血所致的、未伴急性梗死的短暂性神经功能障碍。

TIA 好发于 50 ~ 70 岁，男性多于女性，患者多伴有高血压、动脉粥样硬化、糖尿病或高脂血症等脑血管病的危险因素。TIA 临床症状一般持续 10 ~ 15 min，多在 1 h 内，不超过 24 h，不遗留神经功能缺损症状和体征，结构性影像学（CT、MRI）检查大多正常。

一、临床表现

TIA 起病突然，历时短暂，24 h 内完全恢复正常而无后遗症。患者的局灶性神经功能缺失症状常按一定的血管支配区而反复刻板地出现，多则一日数次，少则数周、数月甚至数年才发作 1 次，椎 – 基底动脉系统短暂性脑缺血发作较频繁。根据受累的血管不同，临床上将 TIA 分为两大类：颈内动脉系统短暂性脑缺血发作和椎 – 基底动脉系统短暂性脑缺血发作。

（一）颈内动脉系统短暂性脑缺血发作

颈内动脉系统短暂性脑缺血发作症状多样，以大脑中动脉支配区短暂性脑缺血发作最常见，常见的症状可有病灶对侧肢体单瘫、轻偏瘫、面瘫和舌瘫，亦可有失语、失读、失算、书写障碍，伴有偏身感觉障碍和侧同向偏盲。短暂的单眼失明是颈内动脉分支眼动脉缺血的特征性症状，为颈内动脉系统短暂性脑缺血发作所特有。若发作性偏瘫伴有瘫痪对侧的短暂单眼失明或视觉障碍，则临床上可诊断为失明侧颈内动脉短暂性脑缺血发作。应注意，上述症状可单独或合并出现。

（二）椎 – 基底动脉系统短暂性脑缺血发作

椎 – 基底动脉系统短暂性脑缺血发作有时表现为头昏、视物模糊、走路不稳等含糊症状而难以诊断，局灶性症状以眩晕为最常见，一般不伴有明显的耳鸣。有脑干、小脑受累的症状，如复视、构音障碍、吞咽困难、交叉性或双侧肢体瘫痪等感觉障碍、共济失调时，则其诊断较为明确，大脑后动脉供血不足可表现为皮质盲和视野缺损。跌倒发作为椎 – 基底动脉系统短暂性脑缺血发作所特有，患者突然双下肢失去张力而跌倒在地，而无可觉察的意识障碍，患者可即刻站起，此乃双侧脑干下部网状结构缺血所致。在枕后部头痛、猝倒，特别是在急剧转动头部或上肢运动后发作。上述症状均提示椎 – 基底动脉系统供血不足并有颈椎病、锁骨下动脉盗血综合征等存在的可能。

（三）共同症状

有的症状既可见于颈内动脉系统短暂性脑缺血发作，亦可见于椎 – 基底动脉系统短暂性脑缺血发作，这些症状包括构音困难、同向偏盲等。发作时单独表现为眩晕（伴或不伴恶心、呕吐）、构音困难、吞咽困难、复视者，最好不要轻易诊断为TIA，应结合其他临床检查寻找确切的病因后再作诊断。上述 2 种以上症状合并出现，或交叉性麻痹伴运动、感觉、视觉障碍及共济失调，即可诊断为椎 – 基底动脉系统短暂性脑缺血发作发作。

（四）发作时间

TIA 的时限短暂，持续 10 ~ 15 min，一般在 1 h 内，少数也可为 12 ~ 24 h，但不超过 24 h。

二、诊断要点

TIA 的诊断主要是依据患者和家属提供的病史，而无客观检查的直接证据。临床诊断要点如下：①突然的、短暂的局灶性神经功能缺失发作，在 24 h 内完全恢复正常。②临床表现完全可用单一脑动脉病变解释。③发作间歇期无神经系统体征。④常有反复发作史，临床症状常刻板地出现。⑤起病年龄大多在 50 岁以上，有动脉粥样硬化症。⑥脑部 CT 或 MRI 检查排除其他脑部疾病。

三、治疗原则

（1）病因治疗：对病因明显的患者，应针对病因进行积极治疗，如控制高血压、糖尿病、高脂血症，治疗颈椎病、心律失常、血液系统疾病等。

（2）抗血小板聚集治疗：抗血小板聚集剂可减少微栓子的发生，预防复发，常用药物有阿司匹林和氯吡格雷。

（3）抗凝治疗：抗凝治疗适用于发作次数多，症状较重，持续时间长，且每次发作症状逐渐加重，又无明显禁忌证的患者。常用药物有肝素、低分子肝素和华法林。

（4）危险因素的干预：控制高血压、糖尿病；治疗冠状动脉性疾病和心律不齐、充血性心力衰竭、瓣膜性心脏病，控制高脂血症，停用口服避孕药，停止吸烟，减少饮酒，适量运动。

（5）手术治疗：如颈动脉狭窄≥70%或药物治疗效果较差、反复发作者可进行颈动脉内膜切除术或者血管内支架置入术及颈动脉血管成形术。

（6）其他治疗：还可给予脑保护治疗和中医药（如丹参、川芎、红花、血栓通等）治疗。

四、护理评估

（一）健康史

（1）了解既往史和用药情况：①了解既往是否有原发性高血压病、心脏病、高脂血症及糖尿病病史。②了解患者既往和目前的用药情况，患者的血压、血糖、血脂等各项指标是否控制在正常范围之内。

（2）了解患者的饮食习惯及家族史：①了解患者是否有肥胖、吸烟、酗酒，是否偏食、嗜食，是否长期摄入高胆固醇饮食。②了解其亲属有无脑血管病的患病情况。

（3）了解现病史：询问患者的起病形式与发作情况，是否突然发作，持续时间是否短暂（本病一般持续时间短，恢复快，不留后遗症），是否反复发作，每次发作出现的症状是否相同。

（二）身体状况

评估有无神经功能缺失：①检查有无肢体乏力或偏瘫、偏身感觉异常，因为大脑中动脉供血区缺血可致对侧肢体无力或轻偏瘫、偏身麻木或感觉减退。②有无一过性单眼黑蒙或失明、复视等视力障碍，以评估脑缺血的部位。颈内动脉分支眼动脉缺血可致一过性单眼盲，中脑或脑桥缺血可出现复视和眼外肌麻痹，双侧大脑后动脉距状支缺血因视皮质受累可致双眼视力障碍（暂时性皮质盲）。③有无跌倒发作和意识丧失，下部脑干网状结构缺血可致患者因下肢突然失去张力而跌倒，但意识清楚。④询问患者起病的时间、地点及发病过程，以了解记忆力、定向力、理解力是否正常，因为大脑后动脉缺血累及边缘系统时，患者可出现短时间记忆丧失，常持续数分钟至数十分钟，伴有对时间、地点的定向障碍，但谈话、书写和计算能力仍保持。⑤观察进食时有无吞咽困难，有无失语。脑干缺血所致延髓性麻痹或假性延髓性麻痹时，患者可出现吞咽障碍、构音不清，优势半球受累可出现失语症。⑥观察其有无步态不稳的情况，因为椎-基底动脉缺血导致小脑功能障碍可出现共济失调、步态不稳。

（三）心理-社会状况

评估患者是否因突然发病或反复发病而产生紧张、焦虑和恐惧的心理，或者患者因缺乏相关知识而麻痹大意。

五、护理诊断

（1）有跌倒的危险：与突发眩晕、平衡失调和一过性失明有关。

（2）潜在并发症：脑梗死。

六、护理措施

（一）一般护理

发作时卧床休息，注意枕头不宜太高，以 15 ~ 25 cm 为宜，以免影响头部的血液供应；转动头部时动作宜轻柔、缓慢，防止颈部活动过度诱发 TIA；平时应适当运动，注意劳逸结合，保证睡眠充足。

（二）饮食护理

指导患者进食低盐、低脂、清淡、易消化、富含蛋白质和维生素的饮食，多吃蔬菜、水果，戒烟酒，忌辛辣油炸食物和暴饮暴食，避免过度饥饿。并发糖尿病的患者还应限制糖的摄入，严格执行糖尿病饮食。

（三）症状护理

对肢体乏力或轻偏瘫等步态不稳的患者，应注意保持周围环境的安全，移开障碍物，以防跌倒；教会患者使用扶手等辅助设施；对有一过性失明或跌倒发作的患者，在如厕、沐浴或外出活动时应有防护措施。

对有吞咽障碍的患者，进食时宜取坐位或半卧位，喂食速度宜缓慢，药物宜压碎，以利于吞咽，并积极做好吞咽功能的康复训练。

对有构音不清或失语症的患者，护士在实施治疗和护理活动过程中，注意言行，不要损害患者自尊，鼓励患者用有效的表达方式进行沟通，表达自己的需要，并指导患者积极进行语言康复训练。

（四）用药护理

（1）详细告知患者药物的作用机制、不良反应及用药注意事项，并注意观察药物疗效情况。

（2）血液病，有出血倾向，严重的高血压和肝、肾疾病，消化性溃疡等，均为抗凝治疗禁忌证。

（3）抗凝治疗前需检查患者的凝血机制是否正常，抗凝治疗过程中应注意观察患者有无出血倾向，发现皮疹、皮下淤斑、牙龈出血等立即报告医生处理。

（4）肝素 50 mg 加入生理盐水 500 mL 静脉滴注时，速度宜缓慢，10 ~ 20 滴 / 分，维持 24 ~ 48 h。

（5）注意观察患者肢体无力或偏瘫程度是否减轻，肌力是否增加，吞咽障碍、构音不清、失语等症状是否恢复正常。若上述症状呈加重趋势，应警惕缺血性脑卒中的发生；发作频繁的 TIA 患者，应注意观察每次发作的持续时间、间隔时间以及伴随症状，并做好记录，配合医生积极处理。

（五）心理护理

帮助患者了解本病治疗与预后的关系，消除患者的紧张、恐惧心理，使其保持乐观心态，积极配合治疗，并自觉改变不良的生活方式，建立良好的生活习惯。

（六）安全护理

（1）警示牌贴于床头呼吸带处，以提示患者，如小心跌倒、防止坠床等。

（2）楼道内行走、如厕、沐浴时应有人陪伴，穿防滑鞋，清洁地面后应及时提醒患者注意安全。

（3）呼叫器应置于床头，告知患者当出现头晕、肢体无力等表现时及时通过呼叫器通知医护人员。

七、健康教育

（1）告知患者应保持心情愉快、情绪稳定，避免精神紧张和过度疲劳。

（2）指导患者了解肥胖、吸烟、酗酒及饮食因素与脑血管病的关系，改变不合理的饮食习惯，选择低盐、低脂、含充足蛋白质和丰富维生素的饮食。少食甜食，限制钠盐，戒烟酒。

（3）生活起居有规律，养成良好的生活习惯，坚持适度运动和锻炼，注意劳逸结合，对经常发作的患者应避免重体力劳动，尽量不要单独外出。

（4）按医嘱正确服药，积极治疗高血压、动脉硬化、心脏病、糖尿病、高脂血症和肥胖症，定期监测凝血功能。

（5）定期门诊复查，尤其出现肢体麻木乏力、眩晕、复视或突然跌倒时应随时就医。

第三节　脑梗死患者的护理

脑梗死是指各种原因所致脑部血液供应障碍，导致局部脑组织缺血、缺氧性坏死而出现相应神经功能缺损的一类临床综合征。脑梗死又称缺血性脑卒中，包括脑血栓形成、脑栓塞和腔隙性脑梗死等。脑梗死是卒中最常见类型，占 70% ~ 80%。好发于 60 岁以上的老年人，男女发病率无明显差异。

一、脑血栓形成

（一）病因

动脉粥样硬化为脑血栓形成最常见的病因。

（二）临床表现

1. 颈内动脉形成血栓

病灶侧单眼一过性黑蒙，偶可为永久性失明（因视网膜动脉缺血）或病灶侧Horner征（因颈上交感神经节后纤维受损）；颈动脉搏动减弱，眼或颈部血管杂音；对侧偏瘫、偏身感觉障碍和偏盲等（大脑中动脉或大脑中、前动脉缺血）；优势半球受累可有失语症，非优势半球受累可出现体象障碍；亦可出现晕厥发作或痴呆。

2. 大脑中动脉形成血栓

（1）主干闭塞：①三偏症状，病灶对侧中枢性面舌瘫及肢体瘫痪、偏身感觉障碍和偏盲或象限盲，上下肢瘫痪程度基本相等。②可有不同程度的意识障碍。③优势半球受累可出现失语症，非优势半球受累可见体象障碍。

（2）皮质支闭塞：①上部分支闭塞时可出现病灶对侧偏瘫和感觉缺失，面部及上肢重于下肢，伴布罗卡（Broca）失语（优势半球）和体象障碍（非优势球）。②下部分支闭塞时常出现韦尼克（Wernicke）失语、命名性失语和行为障碍等，而无偏瘫。

（3）深穿支闭塞：①对侧中枢性上下肢均等性偏瘫，可伴有面舌瘫。②对侧偏身感觉障碍，有时可伴有对侧同向性偏盲。③优势半球病变可出现皮质下失语。

3. 大脑前动脉形成血栓

（1）主干闭塞：发生于前交通动脉之前，因对侧代偿可无任何症状。发生于前交通动脉之后可有①对侧中枢性面舌瘫及偏瘫，以面舌瘫及下肢瘫为重，可伴轻度感觉障碍。②尿潴留或尿急（旁中央小叶受损）。③精神障碍，如淡漠、反应迟钝、欣快、始动障碍和缄默等（额极与胼胝体受累），常有强握与吸吮反射（额叶病变）。④优势半球病变可见上肢失用，亦可出现Broca失语。

（2）皮质支闭塞：①对侧下肢远端为主的中枢性瘫，可伴感觉障碍（胼周和胼缘动脉闭塞）。②对侧肢体短暂性共济失调、强握反射及精神症状（眶动脉及额极动脉闭塞）。

4. 大脑后动脉形成血栓

（1）主干闭塞：对侧同向性偏盲及偏身感觉障碍（较轻），丘脑综合征，优势半球病变可有失读症。

（2）皮质支闭塞：①单侧病变因侧支循环丰富而很少出现症状，仔细检查可见对侧同向性偏盲或象限盲，而黄斑区视力不受累（黄斑回避现象）；双侧病变可有皮质盲。②优势颞下动脉闭塞可见视觉失认及颜色失认。③顶枕动脉闭塞可见对侧偏盲，可有光幻觉痛性发作，优势半球病损可有命名性失语；矩状动脉闭塞可出现对侧偏盲或象限盲。

（3）深穿支闭塞：①丘脑穿通动脉闭塞产生红核丘脑综合征（病灶侧小脑性共济失调、意向性震颤、舞蹈样不自主运动，对侧感觉障碍）。②丘脑膝状体动脉闭塞可见丘脑综合征（对侧感觉障碍，深感觉为主，以及自发性疼痛、感觉过度、轻偏瘫、共济失调和不自主运动，可有舞蹈－手足徐动症和震颤等锥体外系症状）。

（4）脚间支闭塞：中脑支闭塞出现韦伯（Weber）综合征，即同侧动眼神经麻痹，对侧中枢性偏瘫；或贝内迪克特（Benedikt）综合征，即同侧动眼神经麻痹，对侧不自主运动。

（5）后脉络膜动脉闭塞：罕见，主要表现为对侧象限盲。

5. 椎－基底动脉形成血栓

（1）主干闭塞：常引起脑干广泛梗死，出现脑神经、锥体束及小脑症状，如眩晕、呕吐、共济失调、瞳孔缩小、四肢瘫痪、肺水肿、消化道出血、昏迷、高热等，常因病情危重死亡。

（2）基底动脉尖综合征：基底动脉尖端分出两对动脉即小脑上动脉和大脑后动脉，其分支供应中脑、丘脑、小脑上部、额叶内侧及枕叶，故可出现以中脑病损为主要表现的一组临床综合征。临床表现为①眼球运动障碍及瞳孔异常，一侧或双侧动眼神经部分或完全麻痹，眼球上视不能（上丘受累）及一个半综合征，瞳孔对光反射迟钝而调节反应存在（顶盖前区病损）。②意识障碍，一过性或持续数天，或反复发作（中脑或丘脑网状激活系统受累）。③对侧偏盲或皮质盲。④严重记忆障碍（颞叶内侧受累）。

（3）其他：中脑支闭塞出现 Weber 综合征、Benedikt 综合征；脑桥支闭塞出现米亚尔－居布勒（Millard-Gubler）综合征，即展神经、面神经麻痹，对侧肢体瘫痪；福维尔（Foville）综合征，即同侧凝视麻痹、周围性面瘫，对侧偏瘫。

6. 椎动脉形成血栓

双侧椎动脉粗细差别不大，当一侧闭塞时，因对侧供血代偿多不出现明显症状。当双侧椎动脉粗细差别较大时，优势侧闭塞多表现为小脑后下动脉闭塞综合征。主要表现：①眩晕、呕吐、眼球震颤（前庭神经核受损）。②交叉性感觉障碍（三叉神经脊束核及对侧交叉的脊髓丘脑束受损）。③同侧 Horner 综合征（交感神经下行纤维受损）。④吞咽困难和声音嘶哑（舌咽、迷走神经受损）。⑤同侧小脑性共济失调（绳状体或小脑受损）。由于小脑后下动脉的解剖变异较大，临床常有不典型的临床表现。

（三）护理评估

1. 健康史

（1）了解既往史和用药情况：①询问患者的身体状况，了解既往有无脑动脉硬化、原发性高血压、高脂血症及糖尿病病史。②询问患者是否进行过治疗，目前用药情况怎样，是否按医嘱正确服用降压、降糖、降脂及抗凝药物。

（2）询问患者的起病情况：①了解起病时间和起病形式。②询问患者有无明显的头晕、头痛等前驱症状。③询问患者有无眩晕、恶心、呕吐等伴随症状，如有呕吐，了解是使劲呕出还是难以控制地喷出。

（3）了解生活方式和饮食习惯：①询问患者的饮食习惯，有无偏食、嗜食，是否喜食腊味、肥肉、动物内脏等，是否长期摄入高盐、高胆固醇饮食。②询问患者有无烟酒嗜好。

2. 身体状况

（1）观察神志、瞳孔和生命体征：①观察神志是否清楚，有无意识障碍及其类型。②观察瞳孔大小及对光反射是否正常。③观察生命体征。起病初始体温、脉搏、呼吸一般正常，病变范围较大或脑干受累时可见呼吸不规则等。

（2）评估有无神经功能受损：①观察有无精神、情感障碍。②询问患者双眼能否看清眼前的物品，了解有无眼球运动受限、眼球震颤及眼睑闭合不全，视野有无缺损。③观察有无口角歪斜或鼻唇沟变浅，检查伸舌是否居中。④观察有无言语障碍、饮水呛咳等。⑤检查患者四肢肌力、肌张力情况，了解有无肢体活动障碍、步态不稳及肌萎缩。⑥检查有无感觉障碍。⑦观察有无大小便障碍。

3. 心理 – 社会状况

观察患者是否存在因疾病所致的焦虑等心理问题；了解患者和家属对疾病发生的相关因素、治疗和护理方法、预后、如何预防复发等知识的认知程度；了解患者家庭条件与经济状况及家属对患者的关心和支持度。

（四）护理诊断

（1）躯体活动障碍：与运动中枢损害致肢体瘫痪有关。

（2）语言沟通障碍：与语言中枢损害有关。

（3）吞咽障碍：与意识障碍或延髓麻痹有关。

（4）有失用综合征的危险：与意识障碍、偏瘫所致长期卧床有关。

（5）焦虑/抑郁：与瘫痪、失语、缺少社会支持及担心疾病预后有关。

（6）知识缺乏：缺乏疾病治疗、护理、康复和预防复发的相关知识。

（五）护理措施

1. 一般护理

急性期不宜抬高床头，宜取头低位或放平床头，以改善头部的血液供应；恢复期枕头也不宜太高，患者可自由采取舒适的主动体位；应注意患者肢体位置的正确摆放，指导和协助家属被动运动和按摩患侧肢体，鼓励和指导患者主动进行有计划的肢体功能锻炼，如指导和督促患者进行博巴斯（Bobath）握手和桥式运动，做到运动适度，方法得当，防止运动过度而造成肌腱牵拉伤。

2. 生活护理

长期卧床患者应保持床单位整洁和皮肤清洁，预防压力性损伤的发生。大小便失禁的患者，应用温水擦洗臀部、肛周和会阴部皮肤，并更换干净的衣服和被褥，必要时使用肤疾散类粉剂或油膏以保护局部皮肤黏膜，防止出现湿疹和皮肤破损；对尿失禁的男患者可考虑使用体外导尿，如用接尿套连接引流袋等；留置导尿管的患者，应每日更换引流袋，接头处要避免反复打开，以免造成逆行感染，每 4 h 松开开关定时排尿，促进膀胱功能恢复，并注意观察尿量、性质是否有改变，发现异常及时报告医生处理。

3. 饮食护理

饮食以低脂、低胆固醇、低盐（高血压者）、适量糖类、丰富维生素为原则。少食肥肉、猪油、奶油、蛋黄、带鱼、动物内脏及糖果甜食等；多吃瘦肉、鱼虾、豆制品、新鲜蔬菜、水果和含碘食物，提倡食用植物油，戒烟酒。

对有吞咽困难的患者，药物和食物宜压碎，以利于吞咽；教会患者使用吸水管饮水，以减轻或避免饮水呛咳；进食时宜取坐位或半坐位，予以糊状食物从健侧缓慢喂入；必要时鼻饲流质饮食，并按鼻饲要求做好相关护理。

4. 安全护理

对有意识障碍和躁动不安的患者，床铺应加护栏，以防坠床，必要时使用约束带加以约束；对步行困难、步态不稳等运动障碍的患者，应注意其活动时的安全保护，地面保持干燥、平整，防湿防滑，并注意清除周围环境中的障碍物，以防跌倒；通道和卫生间等患者活动的场所均应设置扶手；患者如厕、沐浴、外出时需有人陪护。

5. 用药护理

告知药物的作用与用法，注意观察药物的疗效与不良反应，发现异常情况，及时报告医生处理。

使用溶栓药物进行早期溶栓治疗时，需经 CT 扫描证实无出血灶，即患者无出血。溶栓治疗的时间窗为症状发生后 3 h 或 3 ~ 6 h。使用低分子量肝素、巴曲酶、降纤酶、尿激酶等药物治疗时可发生变态反应及出血倾向，用药前应按药物使用要求做好皮肤过敏试验，检查患者凝血机制，使用过程中应定期查血常规和注意观察有无出血倾向，发现皮疹、皮下淤斑、牙龈出血或女性患者经期延长等立即报告医生处理。

使用甘露醇脱水降颅内压时，需快速静脉滴注，常在 15 ~ 20 min 滴完，必要时还需加压快速滴注。滴注前需确定针头在血管内，因为该药渗漏至皮下，可引起局部组织坏死。甘露醇的连续使用时间不宜过长，因为长期使用可致肾功能损害和低血钾，故应定期检查肾功能和电解质。

右旋糖酐 -40 可出现超敏反应，使用过程中应注意观察患者有无恶心、面色苍白、血压下降和意识障碍等不良反应，发现异常及时通知医生并积极配合抢救。必要时，于使用前取本药 0.1 mL 做皮肤过敏试验。

6. 心理护理

疾病早期，患者常因突然出现瘫痪、失语等产生焦虑、情感脆弱、易激惹等情感障碍；疾病后期，患者则易因遗留症状或生活自理能力降低而形成悲观抑郁、痛苦绝望等不良心理。应针对患者不同时期的心理反应予以心理疏导和心理支持，关心患者的生活，尊重他们的人格，耐心告知病情、治疗方法及预后，鼓励患者克服焦虑或抑郁心理，保持乐观心态，积极配合治疗，争取达到最佳康复水平。

（六）健康教育

（1）保持正常心态和有规律的生活，克服不良嗜好，合理饮食。

（2）康复训练要循序渐进，持之以恒，要尽可能做些力所能及的家务劳动，日常生活活动尽量不要依赖他人。

（3）积极防治原发性高血压、糖尿病、高脂血症、心脏病。原发性高血压患者服用降压药时，要定时服药，不可擅自服用多种降压药或自行停药、换药，防止血压骤降骤升；使用降糖、降脂药物时，也需按医嘱定时服药。

（4）定期门诊复查，检查血压、血糖、血脂、心脏功能以及智力、瘫痪肢体功能、语言的恢复情况，并在医生的指导下继续用药和进行康复训练。

（5）若出现头晕、头痛、视物模糊、言语不利、肢体麻木、乏力、步态不稳等症状，应随时就医。

二、脑栓塞

脑栓塞是各种栓子随血流进入脑动脉使血管急性闭塞或严重狭窄，引起相应供血区脑组织坏死及功能障碍的一组临床综合征。根据栓子来源可分为：①心源性，占 60% ~ 75%，常见病因为非瓣膜性心房颤动、风湿性感染性心瓣膜病等。②非心源性，包括动脉粥样硬化斑块脱落性栓塞、肺静脉血栓栓塞、脂肪栓塞、空气栓塞、感染性栓塞等。③来源不明，约 30% 的脑栓塞不能明确栓子来源。

（一）临床表现

（1）可发生于任何年龄，非瓣膜性心房颤动等引起的脑栓塞以中年人多见。

（2）多在活动中发病，发病急骤，局灶性神经功能的表现常在数秒至数分钟达高峰。

（3）多表现为完全性卒中，意识清楚或有轻度意识障碍；栓塞血管多为主干动脉，大脑中动脉、基底动脉尖常见。

（4）易继发出血。

（5）前循环的脑栓塞占 4/5，表现为偏瘫、偏身感觉障碍、失语或局灶性癫痫发作等。

（6）后循环的脑栓塞占 1/5，表现为眩晕、复视、交叉瘫或四肢瘫、共济失调、饮水呛咳及构音障碍等。

（二）护理评估

1. 健康史

（1）询问患者是否有慢性心房颤动、风湿性心瓣膜病等心源性疾病，是否有动脉粥样硬化斑块脱落性栓塞、肺静脉血栓栓塞、脂肪栓塞、空气栓塞、感染性栓塞等非心源性疾病。

（2）询问患者是否进行过治疗，目前用药情况怎样，是否按医嘱正确服用降压、降糖、降脂及抗凝药物。

2. 身体状况

评估患者是否有轻度意识障碍或偏瘫、偏身感觉障碍、失语或局灶性癫痫发作等症状。是否有眩晕、复视、交叉瘫或四肢瘫、共济失调、饮水呛咳及构音障碍等症状。

3. 心理－社会状况

观察患者是否存在因疾病所致焦虑等心理问题；了解患者和家属对疾病发生的相关因素、治疗和护理方法、预后、如何预防复发等知识的认知程度；了解患者家庭条件与经济状况及家属对患者的关心和支持度。

（三）护理措施

详见本节"脑血栓形成"。

（四）健康教育

1. 疾病预防指导

对有发病危险因素或相关病史者，指导进食高蛋白、高维生素、低盐、低脂、低热量、清淡饮食，多食新鲜蔬菜、水果及谷类、鱼类和豆类，保持能量供需平衡，戒烟、限酒；应遵医嘱用药，控制血压、血糖、血脂和抗血小板聚集；告知患者应改变不良生活方式，坚持每天进行 30 min 以上的慢跑、散步等运动，合理休息和娱乐；对有 TIA 发作史的患者，指导在改变体位时应缓慢，避免突然转动颈部；洗澡时间不宜过长，水温不宜过高；外出时应有人陪伴，气候变化时注意保暖，防止感冒。

2. 疾病知识指导

告知患者和家属本病的常见病因及控制原发病的重要性；指导患者遵医嘱长期抗凝治疗，预防复发；在抗凝治疗中定期门诊复诊，监测凝血功能，及时在医护人员的指导下调整药物剂量。

3. 康复指导

告知患者和家属康复治疗的知识和功能锻炼的方法，帮助分析和消除不利于疾病康复的因素，落实康复计划，并与康复治疗师保持联系，以便根据康复情况及时调整康复训练方案。例如，吞咽障碍的康复方法包括：唇、舌、颜面肌和颈部屈肌的主动运动和肌力训练；先进食糊状或胶冻状食物，少量多餐，逐步过渡到普通食物；进食时取坐位，颈部稍前屈（易引起咽反射）；软腭冰刺激；咽下食物练习呼气或咳嗽（预防误咽）；构音器官的运动训练（有助于改善吞咽功能）。

4. 鼓励生活自理

鼓励患者从事力所能及的家务劳动，日常生活不过度依赖他人；告知患者和家属功能恢复需经历的过程，使患者和家属克服急于求成的心理，做到坚持锻炼，循序渐进。嘱家属在物质和精神上对患者提供帮助和支持，使患者体会到来自多方面的温暖，树立战胜疾病的信心。同时，也要避免患者产生依赖心理，增强自我照顾能力。

三、腔隙性脑梗死

腔隙性脑梗死是长期高血压引起脑深部白质及脑干穿支动脉病变和闭塞，导致缺血性微梗死，缺血、坏死和液化的脑组织由吞噬细胞移走而形成腔隙，约占脑梗死的 20%。病灶直径小于 2 cm 的脑梗死，多发时可形成腔隙状态。

（一）临床表现

常见临床综合征有：①纯感觉性卒中。②纯运动性轻偏瘫。③感觉运动性卒中。④共济失调性轻偏瘫。⑤构音障碍 – 手笨拙综合征。

（二）护理措施

1. 一般护理

轻症患者注意生活起居有规律，坚持适当运动，劳逸结合；晚期出现智力障碍时，要引导患者在室内或固定场所进行活动，外出时一定要有人陪伴，防止受伤和走失。

2. 饮食护理

给予富含蛋白质和维生素的低脂饮食，多吃蔬菜和水果，戒烟、酒。

3. 症状护理

（1）对有肢体功能障碍和感觉障碍的患者，应鼓励和指导患者进行肢体功能锻炼，尽量坚持生活自理，并注意用温水擦洗患侧皮肤，促进感觉功能恢复。

（2）对有延髓性麻痹致进食困难的患者，应给予制作精细的糊状食物，进食时取坐位或半坐位，进食速度不宜过快，应给患者充分的进餐时间，避免进食时看电视或与患者谈笑，以免分散患者注意力，引起窒息。

（3）对有精神症状的患者，床应加护栏，必要时加约束带固定四肢，以防坠床、伤人或自伤。

（4）对有智力障碍的患者，外出时需有人陪护，并在其衣服口袋中放置填写患者姓名、联系电话等个人简单资料的卡片，以防走失。

（5）对缺乏生活自理能力的患者，应加强生活护理，协助其沐浴、穿衣、进食等，并保持其皮肤和外阴清洁。

（6）对有延髓性麻痹致进食呛咳的患者，若患者体温增高，应注意是否有吸入性肺炎发生；同时还应注意观察患者是否有尿频、尿急、尿痛等现象，防止发生尿路感染。

4. 用药护理

（1）告知患者及其家属药物的作用与用法，注意观察药物的疗效与不良反应，发现异常情况及时报告医生处理。

（2）对患有痴呆、记忆力减退或有精神症状的患者，应注意督促其按时服药并确保其服下，同时注意观察药物疗效与不良反应。

（3）静脉注射尼莫地平等扩血管药物时，尽量使用微量注射泵缓慢注射（8 ~ 10 mL/h），并注意观察患者有无面色潮红、头晕、血压下降等不适，如有异常，应报告医生及时处理。

（4）对服用盐酸多奈哌齐的患者，应注意观察有无肝、肾功能受损的表现，定时检查肝、肾功能。

5. 心理护理

关心体贴患者，鼓励患者保持情绪稳定和良好的心态，避免焦躁、抑郁等不良心理，积极配合治疗。

（三）健康教育

（1）避免进食过多动物油、黄油、奶油、动物内脏、蛋黄等高胆固醇饮食，多吃豆制品、鱼等优质蛋白食品，少吃糖。

（2）做力所能及的家务，以防自理能力快速下降；坚持适度的体育锻炼和体力劳动，以改善血液循环，增强体质，防止肥胖。

（3）注意安全，防止跌倒、受伤或走失。

（4）遵医嘱正确服药。

（5）定期复查血压、血脂、血糖等，如有症状加重须及时就医。

第四节　脑出血患者的护理

脑出血（ICH）指原发性非外伤性脑实质内的出血，也称自发性脑出血。我国ICH发病率占急性脑血管病的20% ~ 30%，急性期病死率占30% ~ 40%。绝大多数是高血压病伴发的脑小动脉病变在血压骤升时破裂所致，称为高血压性脑出血。老年人是脑出血发生的主要人群，以40 ~ 70岁为最主要的发病年龄。

一、临床表现

（一）基底节区出血

1. 壳核出血

壳核出血系豆纹动脉尤其是其外侧支破裂所致。表现为对侧肢体轻偏瘫、偏身感觉障碍和同向性偏盲（"三偏证"），凝视麻痹，呈双眼持续性向出血侧凝视。优势半球出血常出现失语，也可出现失用、体象障碍、记忆力和计算力障碍、意识障碍等。大量出血患者可迅速昏迷，反复呕吐，大小便失禁，并可在数小时内恶化，出现上部脑干受压征象，双侧病理征，呼吸深快、不规则，瞳孔扩大固定，可出现去大脑强直发作直至死亡。

2. 丘脑出血

丘脑出血系丘脑膝状体动脉和丘脑穿通动脉破裂所致。临床表现与壳核出血相似，亦有突发对侧偏瘫、偏身感觉障碍、偏盲等。但与壳核出血不同处为偏瘫多为均等或基本均等，对侧半身深浅感觉减退，感觉过敏或自发性疼痛；特征性眼征表现为眼球偏斜或分离性斜视、上视不能或凝视鼻尖、眼球会聚障碍和无反应性小瞳孔等；可有言语缓慢而不清、重复言语、发音困难、复述相对较好、朗读存在障碍等丘脑性失语症状，以及记忆力减退、计算力下降、情感障碍、人格改变等丘脑性痴呆症状；意识障碍多见且较重，出血波及丘脑下部或破入第三脑室可出现昏迷程度加深、瞳孔缩小、去皮质强直等症状。本型死亡率较高。

3. 尾状核头出血

尾状核头出血较少见，临床表现与蛛网膜下腔出血相似，常表现为头痛、呕吐，有脑膜刺激征，无明显瘫痪，可有对侧中枢性面、舌瘫。有时可因头痛在 CT 检查时偶然发现。

（二）脑干出血

1. 脑桥出血

脑桥出血表现为突然头痛、呕吐、眩晕、复视、注视麻痹、交叉性瘫痪或偏瘫、四肢瘫等。出血量较大时，患者立即出现昏迷、双侧针尖样瞳孔、去大脑强直、呼吸障碍，并可伴有高热、大汗、应激性溃疡等；出血量较少时，可表现为一些典型的综合征，如 Foville 综合征、Millard–Gubler 综合征和闭锁综合征等。

2. 中脑出血

中脑出血表现为：①突然出现复视、上睑下垂。②一侧或两侧瞳孔散大、眼球不同轴、水平或垂直眼震、同侧肢体共济失调，也可表现为 Weber 综合征。③严重者很快出现意识障碍、去大脑强直。

3. 延髓出血

延髓出血表现为：①重症可突然出现意识障碍，血压下降，呼吸节律不规则，心律失常，继而死亡。②轻者可表现为不典型的瓦伦贝格（Wallenberg）综合征，即延髓背外侧综合征。

（三）小脑出血

小脑出血好发于小脑上动脉供血区，即半球深部齿状核附近。发病初期患者大多意识清楚或有轻度意识障碍，表现为眩晕、频繁呕吐、枕部剧烈疼痛和平衡障碍等，但无肢体瘫痪。轻症者表现出患侧肢体笨拙、行动不稳、共济失调和眼球震颤，多无瘫痪；两眼向病灶对侧凝视，吞咽及发音困难，四肢锥体束征，病侧或对侧瞳孔缩小、对光反射减弱。晚期瞳孔散大，中枢性呼吸障碍，最后因枕骨大孔疝而死亡。暴发型则常突然昏迷，在数小时内迅速死亡。如出血量较大，病情迅速进展，发病时或发病后 12 ~ 24 h 出现昏迷及脑干受压征象，可有面神经麻痹、两眼凝视病灶对侧、肢体瘫痪及出现病理反射等。

（四）脑叶出血

脑叶出血也称为皮质下白质出血，可发生于任何脑叶。一般症状均略轻，预后相对较好。脑叶出血除表现为头痛、呕吐外，不同脑叶的出血，临床表现亦有不同。

1. 额叶出血

额叶出血以前额疼痛、呕吐、痫性发作较多见，还可表现为对侧偏瘫、共同偏视、精神异常、智力减退等，优势半球出血时可出现 Broca 失语。

2. 顶叶出血

顶叶出血，偏瘫较轻，而对侧偏身感觉障碍显著；对侧下象限盲；优势半球出血时可出现混合性失语，左右辨别障碍，出现失算、失认、失写。

3. 颞叶出血

颞叶出血表现为对侧中枢性面舌瘫及以上肢为主的瘫痪，对侧上象限盲，有时有同侧耳前部疼痛，优势半球出血时可出现 Wernicke 失语，可有颞叶癫痫、幻嗅、幻视。

4. 枕叶出血

枕叶出血主要症状为对侧同向性偏盲，并有黄斑回避现象，可有一过性黑蒙和视物变形，有时有同侧偏瘫及病理征。

（五）脑室出血

脑室出血一般分为原发性脑室出血和继发性脑室出血两种。原发性脑室出血为脑室内脉络丛血管或室管膜下动脉破裂出血所致，占脑出血的 3% ~ 5%。继发性脑室出血是由于脑内出血量大，穿破脑实质流入脑室所致，常伴有脑实质出血的定位症状和体征。根据脑室内血肿大小可将脑室出血分为全脑室积血（Ⅰ型）、部分性脑室出血（Ⅱ型）以及新鲜血液流入脑室内但不形成血凝块者（Ⅲ型）3 种类型。Ⅰ型因影响脑脊液循环而急剧出现颅内压增高、昏迷、高热、四肢弛缓性瘫痪或呈去皮质状态、呼吸不规则。Ⅱ型及Ⅲ型仅有头痛、恶心、呕吐、脑膜刺激征阳性，无局灶性神经体征。出血量大、病情严重者可迅速出现昏迷或昏迷程度加深，早期出现去皮质强直，脑膜刺激征阳性。常出现丘脑下部受损的症状及体征，如上消化道出血、中枢性高热、大汗、应激性溃疡、急性肺水肿、血糖增高、尿崩症等，病情多严重，预后不良。

二、护理评估

（一）健康史

（1）了解患者的既往史和用药情况：①询问患者既往是否有原发性高血压、动脉粥样硬化、高脂血症、血液病病史。②询问患者曾经进行过哪些治疗，目前的用药情况，是否持续使用过抗凝药、降压药等药物，发病前数日有无自行停服或漏服降压药的情况。

（2）询问患者的起病情况：①了解起病时间和起病形式。询问患者起病时间，当时是否正在活动，或者是在生气、大笑等情绪激动时，或者是在用力排便时。脑出血患者多在活动和情绪激动时起病，临床症状常在数分钟至数小时达到高峰。②询问患者有无明显的头晕、头痛等前驱症状。大多数脑出血患者发病前无预兆，少数患者可有头痛、头晕、肢体麻木等前驱症状。③了解有无头痛、恶心、呕吐等伴随症状，脑出血患者因血液刺激及血肿压迫脑组织引起脑组织缺血、缺氧，可发生脑水肿和颅内压增高，致剧烈头痛和喷射状呕吐。

（3）了解患者的生活方式和饮食习惯：①询问患者工作与生活情况，是否长期处于紧张忙碌状态，是否缺乏适宜的体育锻炼和休息时间。②询问患者是否长期摄取高盐、高胆固醇饮食，高盐饮食可致水钠潴留，使原发性高血压加重；高胆固醇饮食与动脉粥样硬化密切相关。③询问患者是否有嗜烟、酗酒等不良习惯以及家族卒中病史。

（二）身体状况

（1）观察患者的神志、瞳孔和生命体征情况：①观察神志是否清楚，有无意识障碍及其程度。无论轻症或重症脑出血患者，起病初均可表现为意识清楚，随着病情加重，意识逐渐模糊，常常在数分钟或数十分钟内神志转为昏迷。②观察瞳孔大小及对光反射是否正常。瞳孔的大小与对光反射是否正常，与出血量、出血部位有密切关系，轻症脑出血患者瞳孔大小及对光反射均可正常；针尖样瞳孔为脑桥出血的特征性体征；双侧瞳孔散大可见于脑疝患者；双侧瞳孔缩小、凝视麻痹伴严重眩晕，意识障碍呈进行性加重，应警惕脑干和小脑出血的可能。③观察生命体征的情况。重症脑出血患者呼吸深沉、带有鼾声，甚至呈潮式呼吸或不规则呼吸；脉搏缓慢有力，血压升高；当脑桥出血时，丘脑下部对体温的正常调节作用被阻断而使体温上升，甚至呈持续高热状态。如出现脉搏增快，体温升高，血压下降，则有生命危险。

（2）观察有无神经功能受损：①观察有无"三偏征"。大脑基底核为最常见的出血部位，当累及内囊时，患者常出现偏瘫、偏身感觉障碍和偏盲。②了解有无失语及失语类型。脑出血累及大脑优势半球时，常出现失语症。③有无眼球运动及视力障碍。除内囊出血可发生"偏盲"外，枕叶出血可引起皮质盲；丘脑出血可压迫中脑顶盖，产生双眼上视麻痹而固定向下注视；脑桥出血可表现为交叉性瘫痪，头和眼转向非出血侧，呈"凝视瘫肢"状；小脑出血可有面神经麻痹、眼球震颤、两眼向病变对侧同向凝视。④检查有无肢体瘫痪及瘫痪类型。除内囊出血、丘脑出血和额叶出血引起偏瘫外，脑桥小量出血还可引起交叉性瘫痪，脑桥大量出血（血肿＞

5 mL）和脑室大出血可迅速发生四肢瘫痪和去皮质强直发作。⑤其他。颞叶受累除发生 Wernicke 失语外，还可引起精神症状；小脑出血则可出现眩晕、眼球震颤、共济失调、行动不稳、吞咽障碍。

（三）心理–社会状况

评估脑出血患者是否因有偏瘫、失语等后遗症，而产生抑郁、沮丧、烦躁、易怒、悲观失望等心理。评估这些心理状态是否对日后生活有影响。

三、护理诊断

（1）生活自理缺陷：与脑出血卧床有关。

（2）潜在并发症：脑疝、上消化道出血、压力性损伤、吸入性肺炎、泌尿系统感染、深静脉血栓。

四、护理措施

（一）一般护理

患者绝对卧床休息 4 周，抬高床头 15°～30°，以促进脑部静脉血液回流，减轻脑水肿；取侧卧位或平卧头侧位，防止呕吐物反流引起误吸。脑出血急性期患者应尽量就地治疗，避免不必要的搬动，并注意保持病房安静，严格限制探视。翻身时，注意保护头部，动作宜轻柔缓慢，以免加重出血，避免咳嗽和用力排便。神经系统症状稳定后 48～72 h，患者可开始早期康复锻炼，但应注意不可过度用力或憋气。恢复期的康复训练不可急于求成，应循序渐进、持之以恒。

（二）饮食护理

给予急性期患者高蛋白、高维生素、高热量饮食，并限制钠盐摄入（＜3 g/d）。有意识障碍、消化道出血的患者宜禁食 24～48 h，遵医嘱给予鼻饲流质饮食，如牛奶、豆浆等，每天 4～5 次，每次约 200 mL。应给予恢复期患者清淡、低盐、低脂、含适量蛋白质、高维生素食物，并嘱其戒烟酒，忌暴饮暴食。

（三）症状护理

（1）对神志不清、躁动或有精神症状的患者，床应加护栏，并适当约束，防止跌伤。

（2）注意保持呼吸道通畅：及时清除口鼻分泌物，协助患者轻拍背部，以促进痰的脱落与排出，但急性期应避免刺激咳嗽，必要时可给予负压吸痰、吸氧及定时雾化吸入。

（3）协助患者完成生活护理：按时翻身，保持床单干燥、整洁，保持皮肤清洁卫生，预防压力性损伤的发生；如有闭眼障碍的患者，应涂四环素软膏，并用湿纱布盖眼，保护角膜；昏迷和鼻饲患者应做好口腔护理，每天 2 次。有大小便失禁的患者，注意及时用温水擦洗外阴及臀部，保持皮肤清洁、干燥。

（4）有吞咽障碍的患者，喂饭、喂水时不宜过急，遇呕吐或呛咳时应暂停喂食喂水，防止食物呛入气管引起窒息或吸入性肺炎，对昏迷等不能进食的患者可酌情予以鼻饲流质饮食。

（5）注意保持瘫痪肢体处于功能位，防止足下垂。可进行关节被动运动和按摩患肢，防止肢体挛缩、变形及神经麻痹，病情稳定后应尽早开始肢体功能锻炼和语言康复训练，以促进神经功能的早日康复。

（6）中枢性高热的患者先行物理降温，如温水擦浴、酒精浴、冰敷等，效果不佳时可给予退热药，并注意监测和记录体温的情况。

（7）密切观察病情，尤其是生命体征、神志、瞳孔的变化，及早发现脑疝的先兆表现，一旦出现，应立即报告医生并及时配合抢救。

（四）用药护理

（1）告知药物的作用与用法，注意观察药物的疗效与不良反应，发现异常情况，及时报告医生处理。

（2）颅内压增高使用20%甘露醇静脉滴注脱水时，要保证绝对快速输入，20%的甘露醇50 ~ 100 mL要在15 ~ 30 min滴完，注意防止药液外漏，并注意尿量与血电解质的变化，尤其应注意有无低血钾发生。患者每日补液量可按前一日尿量加500 mL计算，补充1 500 ~ 2 000 mL，如有高热、多汗、呕吐或腹泻，可适当增加入液量。每日补钠50 ~ 70 mmol/L，补钾40 ~ 50 mmol/L，防止低钠血症，以免加重脑水肿。

（3）严格遵医嘱服用降压药，不可骤停和自行更换，亦不宜同时服用多种降压药，避免血压骤降或过低致脑供血不足。应根据患者的年龄、基础血压、病后血压等情况判定最适血压水平，缓慢降压，不宜使用强降压药（如利血平）。

（4）用地塞米松消除脑水肿时，因其易诱发上消化道应激性溃疡，应观察有无呃逆、上腹部饱胀不适、胃痛、呕血、便血等症状，并注意胃内容物或呕吐物的性状，以及有无黑便；鼻饲的患者，注意观察胃液的颜色是否为咖啡色或血性，必要时可做隐血试验检查，如发现异常，及时通知医生处理。

（5）对躁动不安的患者可遵医嘱给予小量镇静、镇痛药；患者有抽搐发作时，可遵医嘱用地西泮静脉缓慢注射，或苯妥英钠口服。

（五）心理护理

主动关心患者与家属，耐心介绍病情及预后，消除其紧张焦虑、悲观抑郁等心理，保持患者及家属情绪稳定，使其积极配合抢救与治疗。

五、健康教育

（1）避免情绪激动，消除不安、恐惧、愤怒、抑郁等不良情绪，保持正常心态。

（2）给予低盐、低脂、含适量蛋白质、富含维生素与纤维素的清淡饮食，多吃蔬菜、水果，少食刺激性强的食物，戒烟酒。

（3）生活应有规律，保持排便通畅，避免排便时用力过度和憋气。坚持适度锻炼，避免重体力劳动，如坚持做保健体操、散步、打太极拳等。尽量做到日常生活自理，康复训练时注意克服急于求成的心理，做到循序渐进、持之以恒。

（4）定期复查血压、血糖、血脂、血常规等项目，积极治疗原发性高血压、糖尿病、心脏病等原发疾病。如出现头痛、呕吐、肢体麻木无力、进食困难、饮水呛咳等症状，需及时就医。

第五节　蛛网膜下腔出血患者的护理

蛛网膜下腔出血（SAH）一般分为原发性蛛网膜下腔出血和继发性蛛网膜下腔出血。其中，原发性蛛网膜下隙出血是指脑底部或脑表面血管破裂后，血液流入蛛网膜下腔的急性出血性脑血管病；继发性蛛网膜下腔出血是指脑实质内出血、脑室出血、硬膜外或硬膜下血管破裂，血液穿破脑组织和蛛网膜，流入蛛网膜下腔。本节主要讨论原发性蛛网膜下腔出血。

一、常见病因

（1）颅内动脉瘤：为最常见的病因（占75%～80%）。其中囊性动脉瘤约占75%，还可见高血压、动脉粥样硬化所致梭形动脉瘤及感染所致的真菌性动脉瘤等。

（2）血管畸形：约占SAH病因的10%，其中动静脉畸形（AVM）占血管畸形的80%。多见于青年人，90%以上位于幕上，常见于大脑中动脉分布区。

（3）其他：如烟雾病（占儿童SAH的20%）、颅内肿瘤、垂体卒中、血液系统疾病、颅内静脉系统血栓和抗凝治疗并发症等。

二、临床表现

（1）头痛：动脉瘤性SAH的典型表现是突发异常剧烈全头痛，头痛不能缓解或呈进行性加重。多伴发一过性意识障碍和恶心、呕吐。约1/3的动脉瘤性SAH患者发病前数日或数周有轻微头痛的表现，可持续数日不变，2周后逐渐减轻，如头痛再次加重，常提示动脉瘤再次出血。但动静脉畸形破裂所致SAH头痛常不严重。局部头痛常可提示破裂动脉瘤的部位。

（2）脑膜刺激征：患者出现颈强直、克尼格氏（Kernig）征和布鲁津斯基（Brudzinski）征等脑膜刺激征，以颈强直最多见，而老年、衰弱患者或小量出血者，可无明显脑膜刺激征。脑膜刺激征常于发病后数小时出现，3～4周消失。

（3）眼部症状：20%的患者眼底可见玻璃体下片状出血，发病1 h内即可出现，是急性颅内压增高和眼静脉回流受阻所致，对诊断具有提示作用。此外，眼球运动障碍也可提示动脉瘤所在的位置。

（4）精神症状：约25%的患者可出现精神症状，如欣快、谵妄和幻觉等，常于起病后2～3周自行消失。

（5）其他症状：部分患者可出现脑心综合征、消化道出血、急性肺水肿和局限性神经功能缺损症状等。

三、常见并发症

（一）再出血

再出血是SAH主要的急性并发症，指病情稳定后再次发生剧烈头痛、呕吐、昏迷甚至去大脑强直发作，颈强直、Kernig征加重，复查脑脊液为鲜红色。20%的动脉瘤患者病后10～14天可发生再出血，使死亡率约增加一倍；动静脉畸形急性期再出血者较少见。

（二）脑血管痉挛

脑血管痉挛（CVS）发生于蛛网膜下腔中血凝块环绕的血管，痉挛严重程度与出血量相关，可导致约1/3以上患者出现脑实质缺血。临床症状取决于发生痉挛的血管，常表现为波动性的轻偏瘫或失语，有时症状还受侧支循环和脑灌注压的影响，对载瘤动脉无定位价值，是死亡和致残的重要原因。病后3～5天开始发生，5～14天为迟发性血管痉挛高峰期，2～4周逐渐消失。经颅多普勒超声（TCD）检查或数字减影血管造影（DSA）可帮助确诊。

（三）急性或亚急性脑积水

起病1周内15%～20%的患者可发生急性脑积水，是由血液进入脑室系统和蛛网膜下腔形成血凝块阻碍脑脊液循环通路所致。轻者出现嗜睡、思维缓慢、短时记忆受损、上视受限、展神经麻痹、下肢腱反射亢进等体征，严重者可造成颅内高压，甚至脑疝。亚急性脑积水发生于起病数周后，表现为隐匿出现的痴呆、步态异常和尿失禁。

（四）其他

5%～10%的SAH患者可发生癫痫发作，部分患者可发生低钠血症。

四、护理评估

（一）健康史

（1）了解既往史及用药情况：①询问患者既往身体状况，了解有无颅内动脉瘤、脑血管畸形和高血压动脉硬化病史。②询问患者有无冠心病、糖尿病、血液病、颅内肿瘤、脑炎病史。③询问患者是否进行过治疗，过去和目前的用药情况怎样。④了解患者有无抗凝治疗史等。

（2）询问患者起病的情况：①了解起病的形式。询问患者起病时间，了解是否在剧烈活动或情绪激动时急性起病。SAH 起病很急，常在剧烈活动或情绪激动时突然发病。②了解有无明显诱因和前驱症状。询问患者起病前数日内是否有头痛等不适症状。部分患者在发病前数日或数周有头痛、恶心、呕吐等"警告性渗漏"的前驱症状。③询问患者有无伴随症状。常见的有短暂意识障碍、项背部或下肢疼痛、畏光等伴随症状。

（二）身体状况

（1）观察神志、瞳孔及生命体征的情况：①询问患者病情，了解患者有无神志障碍。少数患者意识始终清醒，瞳孔大小及对光反射正常；半数以上患者有不同程度的意识障碍，轻者出现神志模糊，重者昏迷程度逐渐加深。②监测患者血压、脉搏状况，了解患者血压、脉搏有无改变。起病初期患者常可出现血压上升、脉搏加快，有时节律不齐，但呼吸和体温均可正常；由于出血和脑动脉痉挛对下丘脑造成的影响，发病 24 h 以后患者可出现发热、脉搏不规则、血压波动、多汗等症状。

（2）评估有无神经功能受损：①活动患者头颈部，了解脑膜刺激征是否阳性。大多数患者在发病后数小时内即可出现脑膜刺激征，以颈强直最具特征性，Kernig 征及 Brudzinski 征均呈阳性。②了解患者有无瘫痪、失语及感觉障碍，这与出血引起脑水肿、血肿压迫脑组织，或出血后迟发性脑血管痉挛导致脑缺血、脑梗死等有关；大脑中动脉瘤破裂可出现偏瘫、偏身感觉障碍及抽搐；椎 – 基底动脉瘤可引起面瘫等脑神经瘫痪。③观察患者瞳孔，了解有无眼征。后交通动脉瘤可压迫动眼神经而致上睑下垂、瞳孔散大、复视等麻痹症状，有时眼内出血亦可引起严重视力减退。④观察患者有无精神症状，少数患者急性期可出现精神症状，如烦躁不安、谵妄、幻觉等，且 60 岁及以上的老年患者精神症状常较明显，大脑前动脉瘤可引起精神症状。⑤有无癫痫发作，脑血管畸形患者常有癫痫发作。

（三）心理 – 社会状况

评估患者的心理状态，主动与患者进行交谈，了解患者有无恐惧、紧张、焦虑及悲观、绝望的心理。患者常因起病急骤，对病情和预后不了解以及害怕进行 DSA 检查和开颅手术，易出现上述不良心理反应，应及时开导患者，消除其不良心理。

五、护理诊断

（1）疼痛：头痛　与脑水肿、颅内高压、血液刺激脑膜或继发性脑血管痉挛有关。

（2）恐惧：与起病急骤，对病情和预后不了解以及剧烈头痛、担心再出血有关。

（3）生活自理缺陷：与长期卧床（医源性限制）有关。

（4）潜在并发症：再出血、脑疝。

六、护理措施

（一）一般护理

床头抬高 15°～20°，以减轻脑水肿；尽量少搬动患者，避免晃动其头部；即使患者神志清楚，无肢体活动障碍，也必须绝对卧床休息 4～6 周，在此期间，患者应避免洗头、如厕、淋浴等一切下床活动；避免用力排便、咳嗽、打喷嚏、情绪激动、过度劳累等诱发再出血的因素。

（二）安全护理

对有精神症状的患者，应注意保持周围环境的安全，对烦躁不安等不合作的患者，床应加护栏，防止坠床，必要时遵医嘱予以镇静剂。有记忆力、定向力障碍的老年患者，外出时应有人陪护，注意防止患者走失或其他意外发生。

（三）饮食护理

给予清淡、易消化、富含维生素和蛋白质的饮食，嘱患者多食蔬菜、水果，避免辛辣等刺激性强的食物，戒烟酒。

（四）头痛的护理

注意保持病房安静舒适，避免声、光刺激，减少探视。指导患者采用减轻疼痛的方法，如缓慢深呼吸，听轻音乐，全身肌肉放松等。必要时可遵医嘱给予镇痛药。

（五）运动和感觉障碍的护理

应注意保持肢体处于功能位，防止足下垂、爪形手、髋外翻等后遗症，恢复期指导患者积极进行肢体功能锻炼，用温水擦洗患肢，以改善血液循环，促进肢体知觉的恢复。

（六）心理护理

关心患者，耐心告知其病情，特别是绝对卧床与预后的关系，详细介绍 DSA 检查的目的、程序与注意事项，告知患者避免不安、焦虑、恐惧等不良情绪，保持情绪稳定，安静休养。

（七）用药护理

告知药物的作用与用法，注意观察药物的疗效与不良反应，发现异常情况，及时报告医生处理。

（1）甘露醇：使用 20% 甘露醇脱水治疗时，应快速静脉滴入，并确保针头在血管内。

（2）尼莫地平：静脉滴注时常刺激血管引起皮肤发红和剧烈疼痛，应通过三通阀与 5% 葡萄糖注射液或生理盐水溶液同时缓慢滴注，5～10 mL/h，并密切观察血压变化，若出现不良反应或收缩压＜90 mmHg，应报告医生适当减量、减速或停药处理；若无三通阀联合输液，一般将 50 mL 尼莫地平注射液加入 5% 葡萄糖注射液

500 mL 中静脉滴注，速度为 15 ~ 20 滴 / 分，6 ~ 8 h 输完。

（3）6- 氨基己酸：使用 6- 氨基己酸止血时应特别注意有无双下肢肿胀、疼痛等临床表现，谨防深静脉血栓形成，有肾功能障碍者应慎用。

七、健康教育

（一）预防再出血

告知患者情绪稳定对疾病恢复和减少复发的意义，使患者能遵医嘱绝对卧床并积极配合治疗和护理。指导家属关心、体贴患者，在精神和物质上对患者给予支持，减轻患者的焦虑、恐惧等不良心理反应。告知患者和家属再出血的表现，发现异常，及时就诊。女性患者 1 ~ 2 年避免妊娠和分娩。

（二）疾病知识指导

向患者和家属介绍疾病的病因、诱因、临床表现、应进行的相关检查、病程和预后、防治原则和自我护理的方法。SAH 患者一般在首次出血后 3 天内或 3 ~ 4 周进行 DSA 检查，以避开脑血管痉挛和再出血的高峰期。应告知 DSA 相关知识，使患者和家属了解进行 DSA 检查以明确和去除病因的重要性，积极配合。

第六节　中枢神经系统感染性疾病患者的护理

中枢神经系统感染性疾病是指各种病原微生物侵犯中枢神经系统的实质、被膜和血管等引起的急性或慢性炎症性（或非炎症性）疾病。引起疾病的病原微生物包括病毒、细菌、螺旋体、寄生虫、真菌、立克次体等。

一、病毒性脑膜炎患者的护理

病毒性脑膜炎是一组由各种病毒感染引起的脑膜急性炎症性疾病。多为急性起病，可出现病毒感染的全身中毒症状，如发热、头痛、畏光、恶心、呕吐、肌痛、食欲减退、腹泻和全身乏力等，并伴有脑膜刺激征。儿童病程通常超过 1 周，成人则可持续 2 周或更长时间。本病大多呈良性过程。

（一）专科护理

1. 护理要点

急性期患者绝对卧床休息，给予高热量、高蛋白、高维生素、易消化的流质或半流质饮食，不能进食者给予鼻饲。密切观察病情变化，除生命体征外，还必须观察瞳孔、精神状态、意识状态、呕吐情况、抽搐症状，及时发现是否有脑膜刺激征和脑疝的发生。

2. 护理诊断

（1）疼痛：头痛　与脑膜刺激征有关。

（2）体温过高：与病毒感染有关。

（3）潜在并发症：脑疝。

（4）有体液不足的危险：与反复呕吐、腹泻有关。

3. 护理措施

（1）一般护理：①为患者提供安静、温湿度适宜的环境，避免声、光刺激，以免加重患者的烦躁不安、头痛及精神方面的不适感。②衣着舒适，患者内衣以棉制品为宜，应勤洗勤换，且不宜过紧；床单保持清洁、干燥、无渣屑。③提供高热量、高蛋白质、高维生素、低脂肪的易消化饮食，以补充高热引起的营养物质消耗。鼓励患者增加饮水量，每天 1 000 ~ 2 000 mL。④做好基础护理，给予口腔护理，减少患者因高热、呕吐引起的不适感，并防止感染；加强皮肤护理，防止降温后大量出汗带来的不适。

（2）病情观察及护理：①严密观察患者的意识、瞳孔及生命体征的变化，及时准确地报告医生。积极配合医生治疗，给予降低颅内压的药物，减轻脑水肿引起的头痛、恶心、呕吐等症状，防止脑疝的发生。保持呼吸道通畅，及时清除呼吸道分泌物，定时叩背、吸痰，预防肺部感染。②发热患者应减少活动，以减少氧耗量，缓解头痛、肌痛等症状。发热时可采用物理方法降温，可用温水擦浴、冰袋和冷毛巾外敷等措施行物理降温。必要时遵医嘱使用药物降温，使用时注意药物的剂量，尤其对年老体弱及伴有心血管疾病者应防止出现虚脱或休克现象；监测体温应在行降温措施 30 min 后进行。③评估患者头痛的性质、程度及规律，恶心、呕吐等症状是否加重。患者头痛时指导其卧床休息，改变体位时动作要缓慢。讲解减轻头痛的方法，如深呼吸、聆听音乐、引导式想象、生物反馈治疗等。④意识障碍患者给予侧卧位，备好吸引器，及时清理口腔呕吐物，防止呕吐物误入气管而引起窒息。观察患者呕吐的特点，记录呕吐的次数，呕吐物的量、颜色、气味，遵医嘱给予止吐药，帮助患者逐步恢复正常饮食和体力。指导患者少量多次饮水，以免引起恶心、呕吐；剧烈呕吐不能进食或严重水、电解质失衡时，给予外周静脉营养。准确记录 24 h 出入量，观察患者有无失水征象，依失水程度不同，患者可出现软弱无力、口渴、皮肤黏膜干燥和弹性减低、尿量减少、尿比重增高等表现。⑤抽搐的护理。抽搐发作时，应立即松开衣领和裤带，取下活动性义齿，及时清除口、鼻腔分泌物，保持呼吸道通畅；放置压舌板于上、下臼齿之间，防止舌咬伤，必要时用舌钳将舌拖出，防止舌后坠阻塞呼吸道；谵妄躁动时给予约束带约束，勿强行按压肢体，以免造成肢体骨折或脱臼。

（二）健康指导

1. 饮食指导

（1）给予高蛋白、高热量、高维生素等营养丰富的食物，如鸡蛋、牛奶、豆制品、瘦肉，以利于增强抵抗力。

（2）长期卧床的患者易发生便秘，用力屏气排便、过多的水钠潴留都易引起颅内压增高，为保证大便通畅，患者应多食粗纤维食物，如芹菜、韭菜等。

（3）应用甘露醇、呋塞米等脱水剂期间，患者应多食含钾高的食物如香蕉、橘子等，并要保证水分摄入。

（4）不能经口进食者，遵医嘱给予鼻饲，并制订鼻饲饮食计划表。

2. 用药指导

（1）脱水药：保证药物滴注时间、剂量准确，注意观察患者的反应及患者皮肤颜色、弹性的变化，记录 24 h 出入量，注意监测肾功能。

（2）抗病毒药：应用抗病毒药时注意观察患者有无谵妄、皮疹、震颤及血清转氨酶增高等不良反应。

3. 日常生活指导

保持室内环境安静、舒适、光线柔和。

对高热患者，应分阶段护理：①体温上升阶段，寒战时注意保暖。②发热持续阶段，给予物理降温，必要时遵医嘱使用退热药，并要注意补充水分。③退热阶段，要及时更换汗湿衣服，防止受凉。

腰椎穿刺术后患者取去枕平卧位 4~6 h，以防止低颅内压性头痛的发生。

（三）循证护理

病毒性脑膜炎是由各种病毒引起中枢神经系统的炎症性疾病，其发病机制可能与病毒感染和感染后的免疫反应有关。症状性癫痫是由脑损伤或全身性疾病引起脑代谢失常引发的，病毒性脑膜炎是引起癫痫发作的因素之一。针对病毒性脑膜炎合并症状性癫痫患者的临床特点，有学者经研究得出病毒性脑膜炎合并症状性癫痫患者的护理重点是做好精神异常、癫痫发作、腰椎穿刺术后和用药的观察及护理。

二、化脓性脑膜炎患者的护理

化脓性脑膜炎即细菌性脑膜炎，又称软脑膜炎，是由化脓性细菌感染所致的脑脊膜炎症反应，脑和脊髓的表面轻度受累，是中枢神经系统常见的细菌感染性疾病。发病前可有上呼吸道感染史，主要临床表现为发热、头痛、呕吐、意识障碍、偏瘫、失语、皮肤淤点及脑膜刺激征等。通常起病急，好发于婴幼儿和儿童。

（一）专科护理

1. 护理要点

密切观察患者的病情变化，定时监测患者的生命体征、意识、瞳孔的变化及颅内压。做好高热患者的护理。对有肢体瘫痪及失语的患者，给予康复训练，预防并发症。加强心理护理，帮助患者树立战胜疾病的信心。

2. 护理诊断

（1）体温过高：与细菌感染有关。

（2）疼痛：头痛　与颅内感染有关。

（3）营养失调：低于机体需要量　与反复呕吐及摄入不足有关。

（4）躯体活动障碍：与神经功能损害所致的偏瘫有关。

（5）有皮肤完整性受损的危险：与散在的皮肤淤点有关。

（6）潜在并发症：脑疝。

3. 护理措施

（1）一般护理：①保持病房安静，经常通风，用窗帘适当遮挡窗户，避免强光对患者的刺激，减少患者家属的探视。②给予清淡、易消化且富含营养的流质或半流质饮食，多吃水果和蔬菜；对意识障碍的患者给予鼻饲饮食，制订饮食计划表，保证患者摄入足够的热量。③给予口腔护理，保持口腔清洁，减少因发热、呕吐等引起的口腔不适；加强皮肤护理，保持皮肤清洁、干燥，特别是皮肤有淤点、淤斑时避免搔抓而致破溃。

（2）病情观察及护理：①加强巡视，密切观察患者的意识、瞳孔、生命体征及皮肤淤点、淤斑的变化，婴儿应注意观察囟门。若患者出现意识障碍加重、呼吸节律不规则、双侧瞳孔不等大、对光反射迟钝、躁动不安等，提示脑疝的发生，应立即通知医生，配合抢救。②备好抢救药品及器械。抢救车、吸引器、简易呼吸器、氧气装置及硬脑膜下穿刺包等。

（3）用药护理：①抗生素。给予抗生素皮试前，询问有无过敏史。用药期间监测患者的血常规、血培养、药敏试验等检查结果。用药期间了解患者有无不适主诉。②脱水药。保证药物按时、准确滴注，注意观察患者的反应及皮肤颜色、弹性的变化，注意监测肾功能。避免药液外渗，如有外渗，可用硫酸镁湿热敷。③糖皮质激素。严格遵医嘱用药，保证用药时间、剂量的准确，不可随意增量、减量，询问患者有无心悸、出汗等不适主诉；用药期间监测患者的血常规、血糖变化；注意保暖，预防交叉感染。

（4）心理护理：根据患者及家属的理解能力，介绍患者的病情及治疗和护理的方法，使其积极主动配合。关心和爱护患者，及时解除患者的不适，增强其对医护人员的信任感，帮助患者树立战胜疾病的信心。

（5）康复护理：有肢体瘫痪和语言沟通障碍的患者可以进行如下康复护理。①桥式运动。患者仰卧，双上肢放于体侧，或双手十指交叉，双上肢上举；双腿屈膝，足支撑于床上，然后将臀部抬起，并保持骨盆成水平位，维持一段时间后缓慢放下。也可以将健足从治疗床上抬起，以患侧单腿完成桥式运动。②关节被动运动。为了预防关节活动受限，主要进行肩关节外旋、外展，肘关节伸展，腕和手指伸展，髋关节外展，膝关节伸展，足背屈和外翻动作。③起坐训练。

（6）对于清醒患者，要多关心、体贴患者，以增强其自我照顾的能力和信心。经常与患者进行交流，促进其语言功能的恢复。

（二）健康指导

1. 疾病知识指导

（1）概念：化脓性脑膜炎是由化脓性细菌感染所致的脑脊膜炎症，脑和脊髓的表面轻度受累。

（2）主要原因：化脓性脑膜炎最常见的致病菌为肺炎链球菌、脑膜炎双球菌及B型流感嗜血杆菌。这些致病菌可通过外伤、直接蔓延、血液循环或脑脊液等途径感染软脑膜和（或）蛛网膜。

（3）主要症状：寒战、高热、头痛、呕吐、意识障碍、腹泻和全身乏力等，有典型的脑膜刺激征。

（4）常用检查项目：血常规检查、脑脊液检查、头颅CT、头颅MRI、血细菌培养。

（5）治疗：①抗菌治疗。未确定病原菌时首选头孢曲松或头孢噻肟，因其可透过血脑屏障，在脑脊液中可达到有效浓度。如确定病原菌为肺炎球菌，首选青霉素，对其耐药者，可选头孢曲松，必要时联合万古霉素治疗；如确定病原菌为脑膜炎双球菌，首选青霉素；如确定病原菌为铜绿假单胞菌，可选头孢他啶。②激素治疗。③对症治疗。

（6）预后：病死率及致残率较高，但预后与机体情况和是否尽早应用有效的抗生素治疗有关。

（7）宣教：告知患者应注意环境和个人卫生。

2. 饮食指导

给予高热量、清淡、易消化的流质或半流质饮食，按患者的热量需要制订饮食计划，保证足够热量的摄入。注意食物的搭配，以增加患者的食欲，且应少食多餐。频繁呕吐而不能进食者，给予静脉输液，维持水、电解质平衡。

3. 用药指导

（1）应用脱水药时，保证输液速度。

（2）应用激素类药物时不可随意减量，以免发生"反跳"现象，激素类药物最好在上午输注，避免由于药物不良反应引起睡眠障碍。

4. 日常生活指导

（1）协助患者洗手、如厕、进食及个人卫生等生活护理。

（2）做好基础护理，保持患者臀部皮肤清洁、干燥，间隔1～2h更换体位，按摩受压部位，必要时使用气垫床，预防压力性损伤。

（3）对偏瘫患者，应确保有人陪伴，床旁安装护栏，地面保持平整、干燥，做好防湿、防滑，告知患者注意安全。

（4）躁动不安或抽搐的患者，床边备牙垫或压舌板，必要时在患者家属知情同意的情况下用约束带及牙垫或压舌板，防止患者坠床及舌咬伤。

（三）循证护理

化脓性脑膜炎是小儿时期较为常见的由化脓性细菌感染引起的神经系统感染性疾病，婴幼儿发病较多。

本病预后差，病死率高，后遗症多。做好病情观察和加强临床护理是促进患儿康复的重要环节。

通过对小儿化脓性脑膜炎的临床护理效果的探讨，得出结论：医护人员提高理论知识水平、业务水平、对疾病的认识，对病情发展与变化做出及时、正确的抢救和护理措施，可以提高患儿治愈率，降低并发症发生率，减少后遗症的发生，提高生命质量，促进患儿早日康复。

三、结核性脑膜炎患者的护理

结核性脑膜炎（TBM）是由结核分枝杆菌引起的脑膜和脊膜的非化脓性炎症性疾病，是最常见的神经系统结核病。主要临床表现为结核中毒症状、发热、头痛、脑膜刺激征、脑神经损害及脑实质改变（如意识障碍、癫痫发作等）。本病好发于幼儿及青少年，冬春季较多见。

（一）专科护理

1. 护理要点

密切观察患者的病情变化，观察有无意识障碍、脑疝及抽搐加重。做好用药指导，定期监测抗结核药物的不良反应。对抽搐发作、肢体瘫痪及意识障碍的患者加强安全护理，防止外伤，同时给予相应的对症护理，促进患者康复。

2. 护理诊断

（1）体温过高：与炎性反应有关。

（2）有受伤的危险：与抽搐发作有关。

（3）有窒息的危险：与抽搐发作时口腔和支气管分泌物增多有关。

（4）营养失调：低于机体需要量　与机体消耗及食欲减退有关。

（5）舒适度减弱：与结核中毒症状有关。

（6）意识障碍：与中枢神经系统、脑实质损害有关。

（7）潜在并发症：脑神经损害、脑梗死等。

（8）知识缺乏：缺乏相关疾病知识。

3. 护理措施

（1）一般护理：①患者出现明显结核中毒症状，如低热、盗汗、全身无力、精神萎靡不振时，应以休息为主，保证充足的睡眠，生活规律；保持病房安静，温湿度适宜，床铺舒适，提醒患者重视个人卫生护理。②保证营养及水分的摄入，提供高蛋白、高热量、高维生素的饮食，每天摄入鱼、肉、蛋、奶等优质蛋白，多食新鲜的蔬菜、水果，以补充维生素。高热或不能经口进食的患者给予鼻饲饮食或肠外营养。③戒烟酒。

（2）用药护理：①抗结核治疗。早期、联合、适量、全程、规律用药是治疗结核性脑膜炎的关键。强调正确用药的重要性，督促患者遵医嘱服药，养成按时服药的习惯，使患者配合治疗。告知患者及家属药物可能出现的不良反应，应密切观察，出现眩晕、耳鸣、巩膜黄染、肝区疼痛、胃肠不适等不良反应时，应及时报告医生，并遵医嘱给予相应的处理。②全身支持治疗。减轻结核中毒症状，可使用皮质类固醇激素抑制炎症反应，减轻脑水肿症状。使用皮质类固醇激素时要逐渐减量，以免出现"反跳"现象。注意观察皮质类固醇激素的不良反应，正确用药，以减少不良反应。③对症治疗。根据患者的病情给予相应的抗感染、脱水降颅内压、解痉治疗。

（3）体温过高的护理：①重视体温的变化。定时测量体温，给予物理或药物降温后，观察降温效果、患者有无虚脱等不适出现。②采取降温措施。第一，物理降温。使用冰帽、冰袋等局部降温，温水擦浴全身降温，注意用冷时间，观察患者的反应，防止继发效应抵消治疗作用及冻伤的发生。对身体虚弱的患者，在降温过程中，应控制时间，避免能量的消耗。第二，药物降温。遵医嘱给予药物降温，不可在短时间内将体温降得过低，同时注意补充水分，防止患者虚脱。儿童应避免使用阿司匹林，以免诱发瑞氏（Reye）综合征，即先出现恶心、呕吐症状，继而出现中枢神经系统症状，如嗜睡、昏睡等。小心谨慎使用金刚烷胺类药物，以免中枢神经系统不良反应的发生。

（4）意识障碍的护理：①生活护理。使用床档等保护性器具；保持床单位清洁、干燥、无渣屑，减少对皮肤的刺激；定时给予翻身、叩背，并按摩受压部位，预防压力性损伤的发生；注意口腔卫生，保持口腔清洁；做好大小便护理，满足患者的基本生活需求。②饮食护理。协助患者进食，不能经口进食时，给予鼻饲饮食，保证营养及水分的摄入。③病情监测。密切观察患者的生命体征及意识、瞳孔的变化，出现异常及时报告医生，并配合医生处理。

（二）健康指导

1.疾病知识指导

（1）病因及发病机制：结核分枝杆菌通过血行播散或经脉络丛播散至软脑膜，形成结核结节，结节破溃后结核分枝杆菌进入蛛网膜下腔，导致结核性脑膜炎。此外，结核分枝杆菌可由脑实质、脑膜干酪灶破溃所致，脊柱、颅骨、乳突部的结核病灶也可直接蔓延引起结核性脑膜炎。

（2）主要症状：①结核中毒症状。低热、盗汗、食欲减退、疲乏、精神萎靡。②颅内压增高和脑膜刺激症状。头痛、呕吐、视神经乳头水肿及脑膜刺激征。③脑实质损害。精神萎靡、淡漠、谵妄等精神症状或意识状态的改变；部分性、全身性的癫痫发作或癫痫持续状态；偏瘫、交叉瘫、截瘫等脑卒中样表现。④脑神经损害。动眼、外展、面及视神经易受累，表现为视力下降、瞳孔不等大、眼睑下垂、面神经麻痹等。

（3）常用检查项目：脑脊液检查、头颅CT、头颅MRI、血沉等。

（4）治疗：①抗结核治疗。药物有异烟肼、利福平、吡嗪酰胺、链霉素、乙胺丁醇等。至少选择三种药物联合治疗，根据所选药物给予辅助治疗，以防止发生药物不良反应。②皮质类固醇激素。用于减轻中毒症状、抑制炎症反应、减轻脑水肿、抑制纤维化，可用地塞米松或氢化可的松等。③对症治疗。降颅内压、解痉、抗感染等。

（5）预后：与患者的年龄、病情轻重、治疗是否及时彻底有关。部分患者预后较差，甚至死亡。

2. 饮食指导

多摄入高蛋白、高热量、高维生素且易消化吸收的食物，每天摄入鱼、肉、蛋、奶等优质蛋白，多食新鲜的蔬菜、水果，补充维生素，保证水分的摄入。

3. 用药指导

（1）使用抗结核药物时要遵医嘱正确用药，早期、适量、联合、全程、规律用药是治疗本病的关键。药物不良反应较多，如使用异烟肼时需补充维生素 B_6，以预防周围神经炎；使用利福平、异烟肼、吡嗪酰胺时需监测肝酶水平，以便及时发现肝脏损伤；使用链霉素时定期进行听力检查，以便及时应对前庭毒性症状。

（2）使用皮质类固醇激素时，应注意观察用药效果，合理用药，减少不良反应的发生。

（3）使用脱水、降颅内压药物时，应注意电解质的变化，并保证水分的摄入。

（4）使用解痉、抗感染等药物时，应给予相应的护理措施，如注意观察生命体征的变化等。

4. 日常生活指导

（1）指导患者注意调理，合理休息，规律生活，以增强抵抗疾病的能力，促进身体康复。

（2）减少外界环境的不良刺激，注意气候变化，预防感冒发生。

（3）保持情绪平稳，积极配合治疗，树立战胜疾病的信心。

（三）循证护理

结核性脑膜炎早期可出现头痛、双目凝视、精神呆滞、畏光；中期可出现脑膜刺激征、颅内压增高、呕吐（以喷射性呕吐为主）、嗜睡；晚期可出现失明、昏睡、呼吸不规则、抽搐，危重时可发生脑疝而死亡。研究表明，严密观察患者的病情变化，有针对性地做好一般护理、病情观察、康复护理、饮食护理、用药护理、心理护理、康复护理和健康教育，对结核性脑膜炎患者的康复可起到重要作用。

参考文献

[1] 全小明，柏亚妹．护理管理学 [M]．北京：中国中医药出版社，2021.

[2] 陈曼．舒适护理对乳腺癌术后化疗患者生活质量的影响 [J]．实用临床护理学电子杂志，2018，3(29): 151,158.

[3] 程蔚蔚，籍敏．乳腺疾病 [M]．第 3 版．北京：中国医药科技出版社，2021.

[4] 崔丽英．神经内科诊疗常规临床医疗护理常规 (2019 年版)[M]．北京：中国医药科技出版社，2020.

[5] 丁淑贞，丁全峰．神经内科临床护理 [M]．北京：中国协和医科大学出版社，2016.

[6] 冯萍．口腔科诊疗常规 [M]．长春：吉林科学技术出版社，2019.

[7] 符志锋．口腔疾病临床诊治与急救护理 [M]．长春：吉林科学技术出版社，2019.

[8] 管珩．颈部血管外科 [M]．北京：人民卫生出版社，2015.

[9] 郭启仓，于鹏飞，任利兵，等．心胸外科疾病治疗与术后并发症处理 [M]．长春：吉林科学技术出版社，2015.

[10] 胡青林．实用临床泌尿外科学 [M]．哈尔滨：黑龙江科学技术出版社，2017.

[11] 贾立群，姚暄．胃癌中医证治 [M]．北京：中国中医药出版社，2014.

[12] 姜梅．新母婴护理模式实践 [M]．北京：人民军医出版社，2013.

[13] 姜小鹰，李继平．护理管理理论与实践 [M]．第 2 版．北京：人民卫生出版社，2018.

[14] 姜鑫．现代临床常见疾病诊疗与护理 [M]．北京：中国纺织出版社，2021.

[15] 亓明．下肢动脉硬化闭塞症的诊断和治疗 [M]．长春：吉林大学出版社，2013.

[16] 刘敬霞．中医临床研究进展 [M]．北京：中国中医药出版社，2018.

[17] 刘丽军．现代口腔疾病治疗精要 [M]．长春：吉林科学技术出版社，2019.

[18] 刘铁军，杨永刚．脾胃疾病临证诊疗与禁忌 [M]．北京：世界图书出版公司，2019.

[19] 刘颖，袁长蓉．乳腺癌护理研究选题的国内外现状分析 [J]．护士进修杂志，2016，31(4): 307–309.

[20] 吕希峰，董晓辉，郑玉香，等．临床常见疾病的诊疗及护理 [M]．青岛：中国海洋大学出版社，2014.

[21] 莫洁玲．母婴护理学 [M]．第 4 版．北京：人民卫生出版社，2023.

[22] 潘放鸣，于海英．母婴护理学 [M]．上海：第二军医大学出版社，2012.

[23] 上官晓华，张丽晓，杨庆运，等．现代中医临床证治精要 [M]．长春：吉林科学技术出版社，2018.

[24] 苏小军．新编中医内科学 [M]．上海：上海交通大学出版社，2018.

[25] 苏泽轩，邱剑光．泌尿外科临床解剖学 [M]．第 2 版．济南：山东科学技术出版社，2020.

[26] 孙莹．乳腺癌术后放疗全程实施优质护理服务效果观察 [J]．中国继续医学教育，2017，9(31): 150–151.

[27] 孙正. 口腔科诊疗常规 : 临床医疗护理常规 (2019 年版)[M]. 北京 : 中国医药科技出版社 , 2020.

[28] 王志民. 临床常见疾病诊疗与护理 [M]. 汕头 : 汕头大学出版社 , 2019.

[29] 李军祥 , 孟捷 , 陈润花. 中医肝胆病学 [M]. 北京 : 科学出版社 , 2017.

[30] 谢庆斌 , 徐先涛 , 王凤 , 等. 实用中医临床诊疗学 [M]. 郑州 : 河南大学出版社，2021.

[31] 许曼佳 , 陈楚君 , 林丽璇 , 等. 综合护理干预对乳腺癌手术患者生活质量的影响 [J]. 中国城乡企业卫生 , 2023, 38(10): 216–218.

[32] 许亚萍 , 林静. 护理管理学 [M]. 武汉 : 华中科技大学出版社 , 2015.

[33] 杨海新 , 郝伟伟 , 赵素婷. 神经内科实用护理 [M]. 北京 : 军事医学科学出版社 , 2015.

[34] 张霞 , 曹丽秋 , 侯运辉 , 等. 临床常见疾病诊疗护理及健康教育指南 [M]. 北京 : 中国科学技术出版社 , 2015.

[35] 赵凯. 中医临床思维与实践能力 [M]. 北京 : 中国中医药出版社 , 2018.

[36] 周大桥 , 陆为民. 中医内科诊疗思维 [M]. 北京 : 人民军医出版社 , 2011.